ACHALME (P.)

BIBLIOTHÈQUE MÉDICALE

PUBLIÉE SOUS LA DIRECTION

DE MM.

J.-M. CHARCOT	**G.-M. DEBOVE**
Professeur à la Faculté de médecine de Paris,	Professeur à la Faculté de médecine de Paris,
Membre de l'Institut.	Médecin de l'hôpital Andral.

BIBLIOTHÈQUE MÉDICALE
CHARCOT-DEBOVE

VOLUMES PARUS DANS LA COLLECTION :

V. Hanot.—La Cirrhose hypertrophique avec ictère chronique.
G.-M. Debove et Courtois-Suffit. — Traitement des Pleurésies purulentes.
J. Comby. — Le Rachitisme.
Ch. Talamon. — Appendicite et Pérityphlite.
G.-M. Debove et Rémond (de Metz). — Lavage de l'estomac.
J. Seglas. — Des Troubles du langage chez les aliénés.
A. Sallard. — Les Amygdalites aigues.
L. Dreyfus-Brisac et I. Bruhl. — Phtisie aigue.
P. Sollier. — Les Troubles de la mémoire.
De Sinety.—De la Stérilité chez la femme et de son traitement.
G.-M. Debove et J. Renault. — Ulcère de l'estomac.
G. Daremberg. — Traitement de la phtisie pulmonaire. 2 vol.
Ch. Luzet. — La Chlorose.
E. Mosny. — Broncho-Pneumonie.
A. Mathieu. — Neurasthénie.
N. Gamaleïa. — Les Poisons bactériens.
H. Bourges. — La Diphtérie.
Paul Blocq. — Les Troubles de la marche dans les maladies nerveuses.
P. Yvon. — Notions de pharmacie nécessaires au médecin. 2 vol.
L. Galliard. — Le Pneumothorax.
E. Trouessart. — La Thérapeutique antiseptique.
Juhel-Rénoy. — Traitement de la fièvre typhoïde.
J. Gasser. — Les Causes de la fièvre typhoïde.
G. Patein. — Les Purgatifs.
A. Auvard et E. Caubet. —Anesthésie chirurgicale et obstétricale.
L. Catrin. — Le Paludisme chronique.
Labadie-Lagrave. — Pathogénie et traitement des Néphrites et du Mal de Bright.
E. Ozenne. — Les Hémorroïdes.
Pierre Janet. — Etat mental des hystériques. — Les Stigmates mentaux.
Luc. — Les Névropathies laryngées.
R. au Castel. — Tuberculoses cutanées.
J. Comby. — Les Oreillons.
E. Chambard. — Les Morphinomanes.
J. Arnould. — La Désinfection publique.
P. Achalme. — L'Erysipèle.

POUR PARAITRE PROCHAINEMENT :

L. Capitan. — Thérapeutique des maladies infectieuses.
Legrain. — Microscopie clinique.
Pierre Boulloche. — Les Angines a fausses membranes.
Richardière. — La Coqueluche.
Barbier. — La Rougeole.
M. Boulay. — Pneumonie lobaire aigue. 2 vol.
A. Sallard. — Hypertrophie des Amygdales.
E. Lecorché. — Traitement du Diabète sucré.

Chaque volume se vend séparément. Relié : **3 fr. 50.**

L'ÉRYSIPÈLE

PAR

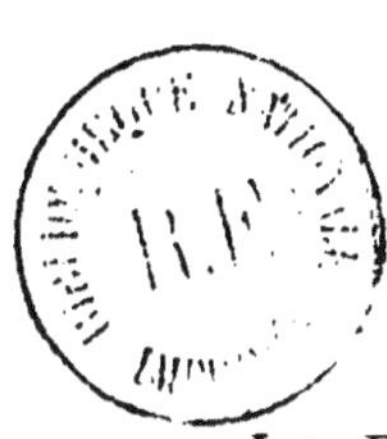 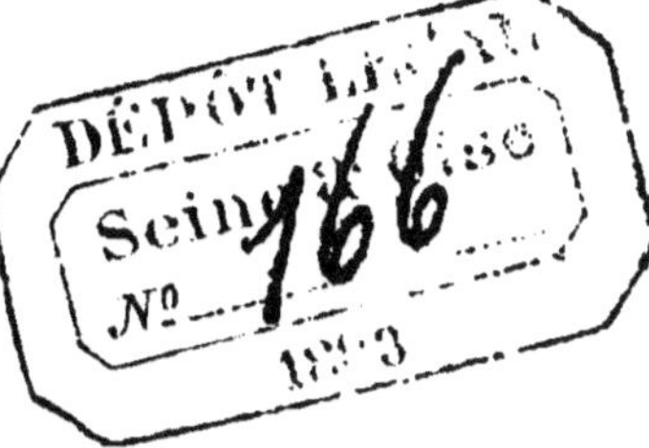

Le Docteur **P. ACHALME**

CHEF DE LABORATOIRE DE LA CLINIQUE MÉDICALE DE LA PITIÉ

———

PARIS

RUEFF & C⁰, ÉDITEURS

106, BOULEVARD SAINT-GERMAIN, 106

—

L'ÉRYSIPÈLE

CHAPITRE PREMIER

HISTORIQUE

Faire l'histoire de l'érysipèle serait, si l'on voulait être complet, écrire l'histoire de la médecine tout entière. Car, étant une des maladies les plus faciles à observer, apparaissant dans des conditions spéciales et présentant une pathogénie dont l'obscurité, avant les données positives de la bactériologie, a exercé la sagacité des médecins de tous les siècles, l'érysipèle a été décrit dès les origines connues de l'art de guérir et confondu longtemps avec d'autres maladies; il a acquis peu à peu son autonomie, jusqu'au jour récent où l'histologie pathologique et la microbiologie ont permis d'établir sa spécificité sur des données objectives.

Aussi serons-nous bref sur toute la période ancienne de l'histoire de l'érysipèle, les faits importants y sont rares et la discussion des détails nous entraînerait hors des limites et loin du but de ce travail. Nous renvoyons le lecteur à la très complète partie historique du traité de l'érysipèle de M. A. Després, qui renferme une étude pleine d'érudition des différentes théories émises pendant cette longue période.

La tradition hippocratique enseignait que l'érysipèle était dû au mélange de la bile avec le sang, et long-temps, sur la foi de Galien, Avicenne, Guy de Chauliac, pour ne citer que les noms les plus célèbres, les esprits se contentèrent de cette explication. Lange néanmoins (1520) ajouta à cette conception la notion de trouble mécanique, en prétendant que les pores de la peau retenaient le sang en mouvement. Avec Ambroise Paré, Fabrice d'Aquapendente, esprits plus pratiques que théoriques, l'observation clinique fait de grands progrès, et leurs descriptions semblent dater d'hier; mais, au point de vue théorique, ils acceptent, sans même la discuter, la théorie bilieuse de l'érysipèle, que l'un attribue à la *cholère* et l'autre à l'atrabile.

Mais si l'insaisissable lésion de l'érysipèle ouvrait large le champ aux hypothèses humoristes, combien devait-elle inspirer davantage les esprits plus mysti-ques qui succédèrent aux hippocratiques et voulurent voir dans les maladies une manifestation d'une force immatérielle, gênée par une modification chimique du milieu qui la contient. Aussi Paracelse et Van Helmont englobèrent-ils l'érysipèle parmi les révoltes de la mumie ou de l'archée. Mais le triomphe de ces idées plus qu'hypothétiques fut de courte durée, et bientôt les tendances hippocratiques conservées par des hommes tels que Fabrice d'Aquapendente reparu-rent, à nouveau vivifiées. Le mélange de bile et de sang reprit sa place dans la pathogénie de l'érysipèle,.

qui devint la fièvre érysipélateuse de Sydenham, Boerhaave, Van Svieten.

Hoffmann (1729), entrant dans beaucoup de détails intéressants au point de vue chimique, lui assigne la même origine bilieuse, tout en développant à nouveau la notion du spasme vasculaire.

A partir du moment où, avec Morgagni (1744), naquit l'anatomie pathologique positive, son histoire clinique s'obscurcit et, sous le nom d'érysipèle, Platner, Sauvages, Lorry, Arnold, Vogt et, plus tard, Pinel, décrivent un grand nombre d'affections cutanées complètement étrangères les unes aux autres. Mais déjà se dégagent deux idées, qui n'ont reçu que beaucoup plus tard la sanction positive et ont depuis occupé tous ceux qui ont écrit sur l'érysipèle. Nous voulons parler de la contagiosité de l'érysipèle et de la localisation de sa lésion dans un des éléments constitutifs de la peau.

Ce fut Lorry qui le premier mit en cause la contagion comme facteur de la propagation de l'érysipèle. Mais son opinion resta longtemps isolée, du moins en France ; car, en Angleterre, cette idée nouvelle fut favorablement accueillie, puis développée par Untervood d'abord, puis par Wells, Travers, Bright, Copland, Nunneley, etc. En France et en Allemagne, dans les nombreux et remarquables travaux qui ont trait à l'érysipèle, il n'est fait aucune mention de la contagion pendant tout le commencement de ce siècle. Alibert, Rayer, Renauldin, Costallat, ainsi que Rust, Walther, Langenbeck, ont enrichi la littérature de nombreuses observations cliniques, pleines de sagacité ; mais la notion de contagion leur échappe complètement.

Bien qu'éclose tardivement, cette idée de contagiosité devait trouver en France ses défenseurs les plus autorisés, qui l'imposèrent bientôt. Formulée bien nettement par Piorry, qui indique l'origine infectieuse de l'érysipèle, décrit par lui sous le nom de septicodermite, la non-spontanéité de l'érysipèle a été admise par Velpeau, puis brillamment soutenue par Trousseau. Les travaux de Labbé, Martin, Blin vinrent apporter de nouveaux documents à l'appui de cette théorie, qui néanmoins a trouvé jusqu'à nos jours des détracteurs de talent. Tel M. Després, auquel on doit un remarquable traité de l'érysipèle et qui n'admet ni l'épidémicité, ni la contagiosité de l'érysipèle.

Malgré ces quelques exceptions, les nombreux travaux de M. Verneuil, ceux de M. Gosselin, de Maurice Raynaud et de tant d'autres ont entraîné presque toutes les convictions, et la découverte de l'agent infectieux acheva de fixer les idées sur ce point. Néanmoins, de temps à autre de nouvelles discussions remettent à l'ordre du jour cette question toujours controversée. En 1885, à l'Académie de médecine, cette année encore à la Société médicale des Hôpitaux, il s'est trouvé des autorités incontestées pour soutenir la spontanéité de l'érysipèle. Nous verrons, au chapitre de l'étiologie, comment on doit envisager la spontanéité et la contagiosité de l'érysipèle, en se basant sur les données objectives que nous fournit la bactériologie.

De non moins nombreuses polémiques, que devaient seules faire cesser les observations directes à l'aide des moyens d'investigation actuels, furent engagées sur la détermination de la localisation de l'érysipèle.

Borsieri fit la première tentative et déclara que

toute l'épaisseur de la peau était intéressée par le processus, y compris les vaisseaux blancs et les vaisseaux rouges. Callisen, au contraire, ne voulait voir dans l'érysipèle qu'une inflammation du réseau de Malpighi.

Plus tard, malgré l'avènement de l'organicisme, les essais de localisation, dictés plus par des considérations théoriques plutôt que par l'observation simple des faits, ne furent guère plus heureux. Les uns, avec Flandrin, Ribes, Cruveilhier, Béraud, Bouillaud, se basant sur la coexistence de la phlébite, font de l'érysipèle une inflammation du réseau capillaire veineux. Les autres, avec Blandin, Velpeau, n'y voulaient voir, au contraire, qu'une inflammation des vaisssaux lymphatiques les plus déliés, opinion à laquelle se range M. Després, et qu'il développe avec beaucoup de science et d'aperçus séduisants. Enfin, entre les deux opinions extrêmes se plaçait Copland, qui reconnaissait que l'angioleucite et la phlébite pouvaient compliquer l'érysipèle, et Samson, qui décrivait un érysipèle lymphatique et un érysipèle veineux. Ces deux dénominations sont longtemps restées dans la nomenclature médicale.

L'application du microscope aux recherches anatomiques et l'avènement des doctrines microbiennes vinrent bientôt fixer les esprits en donnant la preuve objective de la nature infectieuse et en déterminant la part dans l'inflammation des différents tissus constitutifs de la peau. Aussi, depuis 1868, les travaux sur l'érysipèle sont nombreux et nous nous bornerons à citer ceux qui ont fait faire un pas important à la question qui nous occupe.

On peut dire que c'est à Vulpian que revient l'honneur d'avoir fait entrer l'anatomie pathologique de l'érysipèle dans une voie véritablement scientifique. On en était encore aux dissertations spéculatives sur la localisation systématique des lésions érysipélateuses dans les vaisseaux sanguins ou lymphatiques, lorsqu'il publia, dans les *Archives de Physiologie*, une courte note sur l'histologie pathologique de l'érysipèle. Dans cette note, il affirme que la congestion du derme et l'exsudation séreuse qui en est la conséquence ne constituent pas toute la lésion anatomique, mais qu'il faut y joindre l'infiltration des mailles dermiques par les globules blancs disséminés en grand nombre, sans ordre ni tendance à la systématisation, le long des vaisseaux sanguins. A la notion de phlébite et de lymphangite, il venait donc ajouter un nouvel élément, la cutite, qui, nous le verrons, constitue la lésion la plus importante de l'érysipèle aigu.

Six mois après parut le mémoire de Volkmann et Stendner, qui venaient confirmer ce fait important, mais qui, insistant sur l'absence de multiplication des cellules du tissu conjonctif, assignent la diapédèse comme unique origine des cellules encombrant les espaces conjonctifs.

Puis vinrent Liouville, Cadiat, Lordereau, qui, au nom de l'histologie, localisèrent à nouveau la lésion érysipélateuse dans le système lymphatique.

Mais c'est surtout Renaut qui, dans sa thèse, dans un mémoire paru dans les *Archives de Physiologie*, fixa d'une manière définitive les caractères anatomiques de la lésion érysipélateuse. Pour lui, c'est une véritable dermite et les cellules fixes du tissu conjonctif entrent en prolifération et viennent s'ajouter aux nombreuses cellules lymphatiques émigrées par diapédèse. Les descriptions très consciencieuses et très complètes de cet auteur n'ont laissé que peu à glaner à ceux qui, après lui, ont voulu s'occuper de l'histologie pure de l'érysipèle.

Cependant, les recherches de Pasteur et de Davaine sur l'origine bactérienne des maladies avaient en même temps dirigé les esprits du côté de la constatation objective des agents infectieux. Aussi, peu de temps après, divers auteurs signalèrent-ils l'existence d'un microbe pathogène de l'érysipèle.

Pendant longtemps, néanmoins, ces recherches ne furent couronnées que d'un demi-succès. Ni Nepveu, ni Hueter, auxquels on attribue la découverte du microbe de l'érysipèle, ne semblent avoir vu le véritable agent pathogène, et, malgré les travaux de Orth, Wild, Bouchard, Lukomsky, Pitoy, Dupeyrat, etc., il faut en arriver à Doléris, qui, à propos des bactéries de la fièvre puerpérale, a donné une description du streptocoque érysipélateux, et surtout à Fehleisen, qui, par la culture et l'inoculation, fixa définitivement son rôle dans la production de l'érysipèle.

Le travail de Fehleisen, paru en 1882, est à la bactériologie de l'érysipèle ce que celui de Renaut est à l'histologie pathologique. Depuis cette époque, l'anatomie pathologique et la bactériologie marchent de pair, et, dans tous les travaux ultérieurs, il est fait une large part à la distribution des bactéries dans les tissus.

Il y a eu peu à ajouter aux expériences parfois un peu aventureuses de Fehleisen, qui alla jusqu'à reproduire, à l'aide de cultures, un érysipèle expérimental chez l'homme, soi-disant dans un but thérapeutique. Les faits qu'il avançait, contrôlés par Koch, Cornil,

Babès, etc., levèrent les derniers doutes sur la nature parasitaire de l'érysipèle. Le siège des bactéries fut aussi l'objet des recherches de Fehleisen, qui les rencontra principalement dans les tissus et le système lymphatique, mais insista sur leur absence dans le système sanguin.

Les travaux de Koch, de Cornil et Babès (Société médicale des Hôpitaux), de Cornil (Académie de médecine, 1885) sont surtout des œuvres de vulgarisation de la découverte de Fehleisen. Mais l'ouvrage français le plus important, ayant trait à l'anatomie pathologique de l'érysipèle est la thèse de Denucé, inspirée par le professeur Verneuil. L'auteur y expose tous les travaux antérieurs avec une grande érudition. Il est regrettable que la partie originale soit relativement un peu restreinte et que l'auteur ne se soit pas défié de quelques conclusions peut-être un peu prématurées, ainsi que nous le verrons à propos de l'érysipèle phlegmoneux.

Depuis cette œuvre considérable qui marque certainement une étape dans l'histoire de l'érysipèle, la plupart des travaux ont trait surtout à la différentiation ou l'identité du streptocoque érysipélateux et des autres streptocoques. Les travaux de Hajek, Pavlowsky, Meierovitch, Escherich et Fischl, Fraenkel, Widal, Doyen, etc., etc., envisagent la question principalement à ce point de vue et apportent d'intéressants documents, que nous aurons à discuter dans la partie microbiologique de cet ouvrage.

Pendant que l'anatomie pathologique s'enrichissait si rapidement de faits du plus haut intérêt, la physiologie intime des maladies était loin de rester en arrière. Les recherches de Metchnikoff sur la phagocytose portèrent partiellement sur le processus érysipélateux et animèrent pour ainsi dire le tableau fourni par l'histologie. L'englobement des microbes par les leucocytes, leur disparition par digestion intra-cellulaire, le rôle phagocytaire des cellules fixes proliférées, expliquaient le rôle important joué par la diapédèse et la prolifération cellulaire dans la défense de l'organisme. Les recherches de Gabrit-chewski sur la chimiotaxie des leucocytes nous fait pénétrer encore plus avant dans le mécanisme de l'érysipèle, en nous donnant le pourquoi de la dia-pédèse.

Aussi peut-on dire qu'étudié dès la plus grande antiquité dans ses manifestations cliniques, pendant toute la deuxième partie de ce siècle dans sa genèse intime, l'érysipèle est aujourd'hui une des maladies les mieux connues et dont l'étude peut être la plus fructueuse pour la compréhension générale des maladies infectieuses.

CHAPITRE II

LE MICROBE DE L'ÉRYSIPÈLE

Ainsi que nous l'avons dit, c'est à Fehleisen que l'on doit la démonstration complète de la nature microbienne de l'érysipèle ; c'est lui qui a le premier isolé, inoculé le parasite et établi son rôle pathogénique. Aussi lui donne-t-on communément le nom de streptocoque de Fehleisen, appellation qui a le tort de créer une espèce ne présentant pas, ainsi que nous le verrons plus loin, de caractères suffisants pour la différentier d'un certain nombre d'autres microbes en chaînettes, antérieurement connus.

On est maintenant unanime à reconnaître le rôle pathogénique du streptocoque dans l'érysipèle; on doit néanmoins se demander, dès le début, si ce microbe est le seul capable de produire cette affection par son inoculation à l'homme. En effet, chez le lapin, Koch a décrit un érysipèle bacillaire, et nous-même avons cultivé une mucédinée donnant à cet animal une affection cliniquement, mais non histologiquement semblable à l'érysipèle.

Les faits rapportés par Bonome et Bordoni Unfreduzzi, dans lesquels le staphylocoque pyogène aurait été le microbe pathogène, ne nous ont pas semblé concluants, étant donnée la présence habituelle de ce microbe sur la surface cutanée et la facilité des erreurs de technique qui peuvent en résulter. Plus sérieuses, mais non complètement démonstratives, nous ont semblé les observations de Rheiner, qui, dans une épidémie de fièvre typhoïde, aurait isolé le seul bacille d'Eberth, comme facteur de plusieurs érysipèles.

Néanmoins, malgré ces faits exceptionnels, on peut dire que, pratiquement, l'érysipèle est toujours le résultat de la pullulation dans l'organisme du streptocoque, dont il nous reste à déterminer les caractères.

Si l'on ensemence sur plaques de gélatine un fragment de peau érysipélateuse, ou mieux quelques gouttes de sérosité, on aperçoit, au bout de trente-six à quarante-huit heures, de petites colonies blanches, opaques, nettement circonscrites, dont le volume, qui s'accroît pendant trois ou quatre jours, dépasse rarement celui d'une tête d'épingle.

Les colonies de la surface sont un peu plus volumineuses, bombées, mais non hémisphériques. Les bords en sont un peu déchiquetés. La gélatine n'est pas liquéfiée.

Sur agar, les colonies sont encore plus volumineuses, présentant les différents aspects que l'on a comparés à des grains de semoule, lorsqu'elles sont isolées, à des feuilles de fougère ou d'acacia, si elles sont confluentes. A l'aide de l'adjonction d'eau de touraillons, à la gélatine ou à l'agar, on obtient des colonies plus volumineuses.

Sur pomme de terre, sur carotte, on n'observe pas de développement appréciable à l'œil nu ; mais, en raclant la surface, on peut reconnaître que la semence a donné naissance à des chaînettes fort courtes et peu nombreuses.

En somme, les colonies de streptocoques sur milieu solide sont assez difficiles à reconnaître et il faut un œil exercé pour ne pas les confondre avec nombre d'autres colonies de microbes, que l'on rencontre fréquemment dans les autopsies.

Sur les milieux liquides, et surtout le bouillon peptonisé, l'aspect est très caractéristique. Le plus souvent, en effet, le bouillon s'éclaircit après deux ou trois jours et le microbe se sédimente en grumeaux peu volumineux et assez friables pour se désagréger dans le liquide et se reformer ensuite par le repos.

Dans le lait, il se développe en amenant une coagulation d'abord brunâtre et localisée à la partie la plus déclive, puis envahissant bientôt toute la masse.

Dans toutes ces cultures, on retrouve au microscope des éléments sensiblement pareils. Les chaînettes sont plus ou moins longues, les grains plus ou moins volumineux, suivant l'âge des cultures et le milieu employé. Mais la disposition sur un seul rang nous a semblé constante. Néanmoins, dans un milieu très favorable, le bouillon de bœuf, en cultures anaérobies, nous avons vu souvent les chaînettes se bifurquer et présenter la forme d'un γ.

Examiné sans coloration dans des cultures récentes, le streptocoque se montre légèrement mobile et présente un mouvement d'oscillation comparable au mouvement brownien.

Il prend bien toutes les couleurs d'aniline et résiste à la décoloration par la méthode de Gram, ce qui rend facile sa recherche dans les tissus.

Nous devons insister sur deux aspects présentés fréquemment par le streptocoque, et qui ont été souvent le point de départ d'erreurs d'interprétation. Si l'on examine des chaînettes provenant d'une culture récente sur milieu liquide, on voit que les grains ne sont pas également distants les uns des autres et sont groupés deux à deux. On a voulu voir là des chaînettes de diplocoques, alors qu'il ne s'agit que d'une phase de développement de la chaînette. Tous les grains, en effet, se segmentent à la fois, ainsi que nous avons pu nous en convaincre directement, et cette apparence de diplocoque est donnée par la séparation incomplète des deux grains secondaires, résultant de la division du grain primitif.

Plus importante est la seconde erreur. Dans les vieilles cultures, les grains deviennent irréguliers et l'apparence de la chaînette perd son homogénéité. Certains grains attirent l'attention sur les préparations colorées par leur volume, double des voisins, et leur peu d'affinité pour la matière colorante. On a voulu voir dans ces grains des spores auxquelles certains auteurs ont attribué un grand rôle dans la propagation et la latence de l'érysipèle. Or, ces grains, fréquents surtout dans de vieilles cultures, incapables d'être repiquées, ou au moins beaucoup moins résistantes que des cultures récentes, ne sont pas autre chose que des formes de dégénérescence et souvent même des cadavres cellulaires. Sur aucun milieu, on n'observe la production de formes pouvant être considérées comme des formes durables, et cette absence de spores chez le streptocoque et la plupart des coques en général présente une grande importance au point de vue pratique.

Le streptocoque n'est pas difficile dans le choix de

ses milieux de culture. La seule condition nécessaire est l'alcalinité ou au moins la neutralité du milieu. L'acidité la plus légère rend, en effet, son développement très faible ou même nul.

L'oxygène libre, tout en ne s'opposant pas à son développement, ne lui est pas nécessaire. En cultures anaérobies, les récoltes sont toujours plus abondantes et douées d'une vitalité plus grande. C'est un aérobie facultatif.

Tous les milieux habituels lui sont favorables : les bouillons animaux, les décoctions végétales alcalinisées, et spécialement, ainsi que l'a remarqué M. Gabriel Roux, l'eau de touraillons. L'adjonction de substances albuminoïdes rend la récolte plus abondante. Cette action est encore plus évidente dans le vide qu'à l'air libre. Dans les cultures anaérobies, en effet, le sérum coagulé est liquéfié et le streptocoque se développe dans une simple solution de peptone, ce qui n'a pas lieu à l'air libre.

Mais c'est surtout la gélatine qui semble favoriser le développement du streptocoque. Dans l'étuve à 36°, en effet, on obtient en quelques heures des cultures abondantes de ce microbe sur le bouillon gélatinisé à 10 0/0 et, dans ces conditions, le développement est si abondant et si précoce que c'est là la meilleure manière de déceler et même d'isoler le streptocoque.

On sait peu de choses sur les produits de culture du streptocoque. Nous avons vainement recherché la triméthylamine, qui avait été signalée par quelques auteurs. Mais un fait que nous avons reconnu constant, c'est l'acidification progressive du milieu de culture. Le streptocoque sécrète, en effet, d'une manière constante, sur tout autre milieu que les milieux albumineux naturels, un acide qu'il nous a été impossible de déterminer chimiquement, mais qui n'est ni un acide volatil, ni de l'acide lactique, oxalique ou succinique. Cette acidification apparaît d'autant plus ou moins vite que la semence provient d'un milieu déjà plus ou moins acide. Elle semble également être en rapport avec la virulence et se montre d'autant plus lente dans son apparition que le germe est plus virulent.

Le streptocoque semble, comme beaucoup de micro-organismes, produire des changements moléculaires des corps à l'aide de ferments solubles. Dans le vide, il liquéfie le sérum solidifié. Il coagule la caséine du lait. Et nous devons, de ce dernier fait, rapprocher la coagulation de la fibrine qu'il engendre dans certaines conditions dans l'organisme, ainsi qu'on peut le constater dans certaines affections pseudo-membraneuses, angines ou infections puerpérales.

L'action physiologique de ces produits de culture a été étudiée par Manfredi et Traversa. Elle ne correspond point aux phénomènes cliniques de l'érysipèle et consiste surtout en la production de phénomènes nerveux, convulsions et paralysies. Quant à l'expérience, malheureusement unique, de M. Roger, elle aurait, si elle était corroborée par de nouvelles observations, une très grande portée. Cet auteur, en effet, aurait isolé deux substances, l'une précipitable par l'alcool et augmentant l'état de réceptivité des animaux, l'autre, au contraire, restant en solution et leur conférant une immunité passagère.

Le streptocoque meurt rapidement dans les cultures artificielles. Cette mort rapide semble être en rapport avec l'acidification du milieu ; sa vitalité semble être atteinte aussitôt que la neutralité est depassée et décroît ensuite rapidement. Aussi peut-on prolonger son existence dans les milieux liquides par l'adjonction de carbonate de chaux. Mais cette action est moins évidente que celle des sérosités naturelles que le streptocoque n'acidifie pas. Dans ce milieu, en effet, si l'on a le soin de le placer à l'abri de l'air, le streptocoque se conserve pendant plusieurs mois, sans perdre le moins du monde sa puissance végétatrice. Il résulte de ce dernier fait que l'on ne peut nullement rapprocher la rapidité des affections à streptocoques et leur évolution de sa mort précoce et de son évolution vitale *in vitro*. Si, en effet, on considérait comme nulle la réaction organique, et n'en déplaise aux auteurs de l'article du dictionnaire de Dechambre, le streptocoque serait au mieux dans l'intérieur des tissus pour y conserver sa vitalité, et au moins pour y vivre de cette vie latente des micro-organismes qui ne prolifèrent plus, tout en conservant le pouvoir de se réveiller, de rajeunir, suivant l'expression de M. Duclaux. Le parasitisme latent par le streptocoque de l'érysipèle n'est donc pas impossible *a priori*. Nous verrons plus loin qu'il est fréquemment effectif et que son rôle est capital dans la pathogénie de l'érysipèle à répétition.

Quant aux reviviscences *in vitro*, que M. Leroy a signalées, l'étude attentive des faits qu'il rapporte démontre qu'il s'agit surtout là d'une erreur de technique.

Inoculé aux animaux, le streptocoque provenant d'un érysipélateux se comporte de différentes manières. Si, en effet, on choisit comme animal d'expérience le lapin, dont les réactions vis-à-vis le microbe se rapprochent de celles de l'organisme humain, on constate les faits suivants :

En inoculant du sang provenant du cadavre d'un homme mort d'infection générale dans le cours d'un érysipèle, ou la première culture de ce sang, on amène la mort rapide de l'animal par septicémie, sans lésion au point d'inoculation. Le résultat est encore plus constant si l'on introduit le microbe dans la circulation générale par inoculation intraveineuse, et un microbe de moindre virulence peut, par ce moyen, produire cette septicémie mortelle.

Si l'on se contente d'une culture plus ancienne, ou provenant de la sérosité d'un érysipèle ordinaire, on reproduit sur le lapin un érysipèle typique. L'oreille inoculée est alors pendante, chaude, douloureuse, très tuméfiée et d'une coloration variant du rouge rosé au blanc bleuâtre. Le symptôme de la chute de l'oreille est capital pour différentier l'érysipèle du lapin du simple érythème inflammatoire. Cet érysipèle peut guérir ou tuer l'animal ; dans ce dernier cas, on trouve dans le sang du cœur un streptocoque très virulent qui tue sans lésion locale.

Si la culture est plus ancienne, déjà légèrement acide, il ne se produit plus qu'un simple abcès au point d'inoculation. Cet abcès peut être circonscrit ou progressif et, dans ce dernier cas, amener d'énormes décollements.

Si on laisse vieillir encore la culture, elle perd bientôt la propriété de produire un abcès dans le tissu cellulaire sous-cutané ; mais néanmoins, inoculé dans la chambre antérieure de l'œil, le microbe produit une panophthalmite suppurée, amenant la perte complète de l'œil.

Enfin, les cultures d'une quinzaine de jours sur bouillon, ou celles que de nombreux repiquages sur agar ont transformées en races de laboratoire, ne produisent plus qu'un érythème plus ou moins étendu ou même ne provoquent aucune réaction.

Enfin, exceptionnellement et sans cause apparente, l'inoculation d'un microbe d'une virulence assez forte pour produire l'érysipèle chez certains lapins amènera, chez d'autres, la formation d'un phlegmon d'extension rapide et pouvant entraîner la mort de l'animal.

En somme, septicémie sanguine sans lésion locale, érysipèle ou phlegmon suivis d'infection généralisée, érysipèle local, phlegmon circonscrit, érythème inflammatoire, telle est la gamme descendante des lésions produites par le streptocoque de l'érysipèle chez le lapin, suivant les conditions diverses de l'inoculation.

Chez l'homme, les piqûres anatomiques faites au cours d'autopsies d'individus morts d'érysipèle ou d'une autre affection streptococcique présentent les mêmes variations. Mais alors la lymphangite joue un rôle beaucoup plus considérable que chez le lapin, et c'est même l'accident le plus fréquent.

Chez les autres animaux, les résultats sont variables. Le cobaye est très résistant et le streptocoque érysipélateux ne produit le plus souvent aucune réaction. Dans certains cas, néanmoins, il se produit une septicémie mortelle, mais jamais aucun des termes intermédiaires de la série. Le rat est presque toujours réfractaire. La souris, au contraire, est assez sensible. Il se produit tantôt un œdème séreux sous-cutané, tantôt de vastes abcès, tantôt une septicémie sans lésions locales.

Nous voyons, d'après cette énumération, que le microbe de l'érysipèle est loin de donner toujours lieu à l'érysipèle, et que l'affection qu'il provoque varie suivant la voie d'inoculation, l'organe infecté et surtout, toutes choses égales d'ailleurs, suivant son degré de virulence.

Ainsi que nous l'avons vu, en effet, abandonné à lui-même dans les cultures sur milieux habituels, le streptocoque donne lieu à des affections de moins en moins graves, descendant un à un les degrés de l'échelle de virulence que nous avons signalée. Cette diminution de virulence nous a semblé constante dans les cultures *in vitro*, mais différentes causes semblent hâter ou retarder cette atténuation.

L'acidité semble jouer un rôle très important, et l'on peut affirmer, en thèse générale, que les cultures acides de streptocoque ne sont jamais douées que d'une virulence faible. La nature du bouillon joue également un grand rôle. En effet, le streptocoque conserve assez longtemps sa virulence sur le bouillon de bœuf ou de chair humaine ; il la perd beaucoup plus vite sur le bouillon de veau, dès la première culture sur les milieux végétaux. Toutes choses égales d'ailleurs, il s'atténue moins vite dans les cultures anaérobies qu'au contact de l'air.

Bien que sa puissance végétative et sa virulence ne marchent pas toujours de pair (par exemple sur l'eau de touraillons), c'est encore sur sérum qu'il vaut mieux cultiver le streptocoque dont on veut longtemps conserver la virulence ; sans aller aussi loin que Roger, qui a observé une atténuation rapide du streptocoque dans le sérum des lapins vaccinés et une exaltation dans le sérum ordinaire, nous croyons que l'on peut facilement conserver pendant plusieurs mois sa virulence à un streptocoque, en le cultivant sur un sérum animal ou pathologique à l'abri du contact de l'air.

Il est beaucoup plus difficile de faire suivre au streptocoque la marche inverse et, partant d'un microbe atténué, de lui rendre sa virulence première. La méthode préconisée par Chantemesse et Widal, et consistant dans l'inoculation intraveineuse massive, de manière à tuer l'animal par septicémie, donne des résultats inconstants.

Nous avons, au contraire, réussi constamment à faire varier à notre gré la virulence d'un streptocoque inoculé à un lapin par l'injection de peptone putréfiée stérilisée, ou mieux de bouillon de culture d'un bacille anaérobie que nous avons isolé dans un cas de rhumatisme.

Un streptocoque qui a produit un petit abcès s'étend et donne lieu à un érysipèle après une injection intraveineuse d'un de ces produits. L'érysipèle s'arrête si les injections sont suspendues ; il progresse et tue par septicémie, si, au contraire, elles sont continuées. Il s'agit là d'une sorte de symbiose avec les agents de la putréfaction, dont le rôle nous semble capital dans l'étude pratique du streptocoque, et sur laquelle nous reviendrons à propos de l'étiologie et de l'érysipèle puerpéral.

Ce que nous venons de dire nous permettra d'être bref sur les rapports du streptocoque de l'érysipèle avec les autres streptocoques, et spécialement les plus connus : ceux de la suppuration, de la lymphangite et de l'infection puerpérale.

On s'accorde aujourd'hui presque universellement à reconnaître que toutes ces prétendues espèces doivent être confondues, et les différents arguments des partisans de la pluralité disparaissent complètement si on étudie les diverses variations de virulence du streptocoque.

Les recherches de Winckel, Widal, Doyen, Verneuil et Clado, Fraenkel ont établi cette identité, et nous croyons l'avoir démontrée d'une manière irréfutable en transformant sur place, chez le lapin, le streptocoque pyogène en streptocoque érysipélateux.

On sait, en effet, que, chez les micro-organismes, et principalement chez ceux qui ne sont pas pourvus de spores, on peut créer des races possédant, pendant un certain nombre de générations, des propriétés différentes de la race primitive, à laquelle elles peuvent revenir spontanément. Par l'exaltation de telle ou telle fonction (virulence, végétativité, action fermentative), on arrive à l'éclosion de types sensiblement différents, à un examen superficiel, par leurs propriétés physiques ou biologiques.

Les différents streptocoques que nous avons énumérés, et probablement bien d'autres d'une moindre importance pratique, ne sont que des races particulières d'une espèce probablement très répandue.

En effet, le streptocoque est presque ubiquitaire. C'est lui que l'on rencontre partout, même en dehors des foyers d'infection (hôpitaux, villes) donnant lieu aux lymphangites, aux phlegmons circonscrits, à la suppuration de la surface des plaies que l'on observe à la campagne, comme ailleurs. On le trouve difficilement dans l'air et les poussières, bien que certains auteurs (Eiselsberg, Emmerich) aient prétendu l'avoir isolé sur des plaques exposées dans la chambre d'érysipélateux. Nos recherches personnelles ont toujours été négatives.

Nicolaïer l'a rencontré à un degré de virulence très

élevé dans la terre arable. Mais on le rencontre surtout comme parasite habituel des organismes vivants, et surtout de l'homme. Rare à la surface cutanée, par rapport à la fréquence du staphylocoque, il habite surtout les cavités naturelles. Très fréquente dans la bouche et surtout le pharynx, sa présence est presque constante dans l'intestin, et principalement le duodénum. On le rencontre aussi dans les voies respiratoires supérieures et le vagin. En somme, c'est un ennemi que l'homme porte toujours avec lui ; aussi, comme nous le verrons à propos de l'étiologie de l'érysipèle, il faut s'occuper et de l'ubiquité de l'espèce, et des conditions de création de la race assez virulente pour causer cette affection.

CHAPITRE III

ANATOMIE PATHOLOGIQUE DE L'ÉRYSIPÈLE

Nous étudierons ici les lésions qui donnent lieu à l'érysipèle vulgaire, nous réservant de revenir sur quelques points particuliers appartenant à diverses formes. La caractéristique de cette lésion est une dermite diffuse intéressant à des degrés différents tous les étages de la peau et s'étendant plus ou moins au tissu sous-cutané, suivant la structure des parties envahies.

Macroscopiquement, à l'autopsie, les lésions n'attirent pas un œil peu exercé. Néanmoins, il n'est pas vrai de dire, comme le fait M. Després, en tête du chapitre : Anatomie pathologique de son traité de l'érysipèle : les lésions qui sont le propre de l'érysipèle disparaissent sur le cadavre. Certainement, dans la plupart des cas, la rougeur a disparu complètement, rendant difficile la recherche des parties atteintes. Parfois, néanmoins, dans les parties déclives, la coloration est violacée.

L'épiderme est toujours altéré et se détache le plus souvent en longs lambeaux, comme sur des cadavres macérés.

La consistance de la peau est augmentée ; elle paraît plus épaisse et plus adhérente aux couches sous jacentes. Renaut compare cet aspect à celui de la peau congelée.

Dans certaines parties, au cuir chevelu par exemple, les parties profondes du derme apparaissent congestionnées et presque ecchymotiques. Histologiquement, on peut, à un faible grossissement, se rendre compte de l'étendue de la lésion. Toute l'épaisseur de la peau est intéressée, mais de manière et à des degrés différents. La couche la plus atteinte et dans laquelle on retrouve la lésion caractéristique est la couche la plus superficielle du derme, celle qui a été décrite par Vanlair sous le nom de couche papilligère. Cette couche est anatomiquement caractérisée par la délicatesse de ses fibres élastiques, la laxité de ses espaces conjonctifs et l'abondance des cellules plasmatiques.

L'aspect histologique diffère notablement suivant que la partie examinée est plus ou moins anciennement envahie.

Au début, les lacunes conjonctives sont considérablement distendues par une abondante sérosité. Les éléments figurés sont mélangés aux micro-organismes également disséminés dans toute l'épaisseur du tissu et dont les chaînettes de 8 à 10 grains sont éparses entre les cellules, sans être contenues dans leur intérieur.

La substance liquide coagulée par l'alcool dans les mailles dermiques apparaît finement granuleuse, mais n'offre pas les caractères morphologiques de la fibrine coagulée. Les éléments figurés sont de deux sortes : 1° des leucocytes polynucléaires, prenant fortement la coloration par le carmin et qui semblent surtout entassés autour des vaisseaux sanguins, et par cela même des glandes et des follicules pileux, où le réseau capillaire est beaucoup plus serré ; 2° les autres cellules, rares encore à cette période, sont plus volumineuses, leur contour est irrégulier et leur noyau ne prend que faiblement la coloration rose. Ces éléments résultent, ainsi que Renaut l'a le premier démontré, de la prolifération des cellules fixes du tissu conjonctif.

A la période d'état, on rencontre une beaucoup plus grande abondance d'éléments figurés et les espaces conjonctifs distendus au début par le plasma sont maintenant comblés par les cellules. Les leucocytes sont toujours les plus nombreux et sont régulièrement disséminés dans les lacunes. Les chaînettes du streptocoque sont moins longues et ne sont composées que de deux ou trois grains. Encore épars dans tout le tissu envahi, les microbes forment surtout des amas à l'origine des vaisseaux lymphatiques qui plongent ensuite perpendiculairement dans la profondeur du derme ; on les trouve également en abondance dans un réseau lymphatique très superficiel et presque tangent au corps muqueux, réseau qui se trouve ainsi artificiellement injecté.

A la période de déclin, le liquide exsudé semble peu abondant par rapport aux éléments cellulaires nombreux que l'on trouve encore dans les mailles conjonctives. On ne rencontre plus de micro-organismes épars, mais on en trouve encore de petits amas dans les vaisseaux lymphatiques de cette couche et quelquefois un peu autour d'eux. Nous insistons ici sur cette persistance qui nous a semblé assez longue et qui explique la pathogénie des érysipèles redux, des érysipèles à répétition et des lymphangites qui apparaissent quelquefois au déclin de l'érysipèle.

En somme, les lésions érysipélateuses sont celles de l'inflammation simple et peuvent se résumer en deux mots : présence de micro-organismes amenant une exsudation sérofibrineuse, une diapédèse leucocytaire abondante et la prolifération des cellules fixes.

Les capillaires sanguins sont dilatés, entourés de leucocytes diapédésés en abondance ; mais jamais ils ne contiennent de micro-organismes ni de fibrine coagulée.

Au déclin de l'érysipèle, les vaisseaux sanguins reviennent sur eux-mêmes, mais laissent autour d'eux de petites granulations pigmentaires paraissant jaune verdâtre par transparence.

Lésions épidermiques. — Les lésions de l'épiderme ne sont que le contre-coup de celles de la couche papillaire et ne résultent pas de l'action directe de l'agent infectieux. Les cellules du corps muqueux sont dissociées par le liquide qui infiltre à haute pression les mailles dermiques. Les cellules migratrices sont également plus abondantes. Ce contact anormal irrite les cellules qui réagissent en accomplissant leur évolution avec une trop grande rapidité. Leurs nucléoles se dilatent, refoulent et atrophient la substance nucléaire, qui n'existe déjà plus lorsque les cellules atteignent le *stratum granulosum*. A ce niveau, elles ne peuvent plus sécréter l'élaïdine et subir ultérieurement la kératinisation qui doit leur donner leur solidité et leur cohésion. Cette lésion, décrite par Ranvier et Suchard, sous le nom d'atrophie nucléaire par dilatation des nucléoles, crée donc une sorte de lacune dans le processus épidermique, amenant la formation de surfaces de clivage, produisant la chute des plaques épidermiques placées au-dessus d'elles.

Si ces couches épidermiques sont très cohérentes et la pression du liquide exsudé très forte, il en résulte la formation de phlyctènes. En effet, la couche de Malpighi oppose à la pression une résistance assez grande par suite de l'intrication de ses prolongements cellulaires. Mais le même obstacle n'existe pas au niveau du *stratum granulosum*, et le liquide, bridé supérieurement par la présence du *stratum lucidum*, qui se laisse difficilement pénétrer en raison de sa consistance cornée, amènera une sorte de déchirure au niveau du *stratum granulosum*, qui présente le lieu de moindre résistance de l'épiderme.

La phlyctène sera donc ainsi composée d'une poche liquide, limitée extérieurement par le *stratum lucidum*, la lame feuilletée et la lame desquamante, et présentant, comme paroi interne, la couche génératrice et le réseau de Malpighi, le plus souvent un peu dissocié lui-même. Le liquide qu'elle contient est formé par de la sérosité tenant en suspension une assez grande quantité de fibrine coagulable. Microbiologiquement pur au moment de la formation de la phlyctène, il s'infecte bientôt, parfois à travers la paroi interne de la phlyctène et fournit des cultures pures de streptocoque. Mais, le plus fréquemment, l'infection se fait de dehors en dedans, et l'on retrouve dans le liquide les staphylocoques blanc et doré, parasites habituels de la surface cutanée. Parfois, des micro-organismes communs dans l'air ambiant peuvent être rencontrés dans les phlyctènes.

Le liquide une fois infecté, les leucocytes y émigrent en abondance et la phlyctène devient purulente, pour se flétrir, puis se dessécher bientôt. Les couches profondes de l'épiderme n'étant pas intéressées, les phlyctènes guérissent le plus souvent sans laisser de traces, ne constituant ainsi qu'un accident de peu d'importance et trop peu caractéristique pour motiver la création de l'espèce nosologique : érysipèle phlycténoïde.

L'érysipèle peut produire dans l'épiderme d'autres processus plus rares. M. Cornil décrit de la manière suivante une altération qui correspond aux formes moyennes de l'érysipèle : « Dans certaines cellules, il se fait une vésiculation, non plus du noyau, mais du protoplasma ; la cellule perd alors sa vitalité et se laisse pénétrer quelquefois par une ou deux cellules migratrices que l'on trouve dans son intérieur, à côté du noyau. Les cellules épidermiques tombent avant d'avoir parcouru les phases de leur évolution, avant la disparition du noyau. La chute irrégulière des cellules mêlées à des globules blancs détermine à la surface des squames ou des croûtes. »

C'est à peu près ainsi que M. Renaut décrit le processus épidermique qui aboutit à la formation d'un grand nombre de petites vésicules en donnant à la peau l'aspect ridé en peau d'orange que Borsieri a décrit sous le nom d'*erysipelas scirrhodes*. M. Renaut rapproche cet envahissement des cellules épithéliales par des granulations réfringentes du processus décrit par lui sous le nom de prépustulation.

Un fait très important, au point de vue de la contagion de l'érysipèle, et sur lequel nous aurons à revenir à propos de l'étiologie, est la présence des streptocoques dans les squames épidermiques et le processus qui les y amène. Il est étonnant que ce sujet, capital en la matière, ait été complètement négligé par les anatomo-pathologistes et les bactériologistes. Nous avons cherché à combler cette lacune.

Sur des préparations colorées par la méthode de Weigert, on voit au-dessous du corps papillaire, dans le tissu même de la papille et au voisinage des lymphatiques, dans lesquels leucocytes et microbes viennent terminer leur migration, on voit, dis-je, au déclin de l'érysipèle, quelques cocci isolés ou groupés en diplocoques, englobés dans l'intérieur d'une cellule migratrice. On aperçoit des éléments semblables, interposés entre les cellules dentelées de la couche de Malpighi, on les retrouve avec les mêmes caractères dans la couche génératrice. Puis le corps cellulaire de l'élément migrateur devient méconnaissable au niveau de la couche granuleuse ; mais on peut suivre les éléments microbiens dans leur passage à travers les couches épidermiques.

Tel est le fait que nous avons pu constater ; mais il est loin d'être constant, car nous n'avons pu observer ce processus dans plusieurs autres cas. Nous n'avons pu non plus retrouver le streptocoque dans les glandes sébacées ou les follicules pileux Les micro-organismes que l'on y trouve parfois en amas nous ont semblé plutôt être des staphylocoques, et, dans tous les cas, leur infection semble toujours plutôt s'être faite de l'extérieur que de l'intérieur.

Du reste, s'il ressort de ce fait la possibilité anatomique du passage du streptocoque à travers l'épiderme, cela ne préjuge en rien de sa vitalité ni de sa virulence. Or, nous n'avons jamais pu isoler le streptocoque en cultivant sur plaques des squames provenant d'érysipèle. Leur inoculation a toujours été négative, sauf en un cas ou nous avons produit un

abcès renfermant du streptocoque et du staphylocoque. Néanmoins, une observation clinique nous porte
à croire que les squames contiennent quelquefois du
streptocoque. Dans deux cas d'érysipèle de la face,
nous avons constaté, au moment de la desquamation,
des phlyctènes purulentes des doigts avec lesquels les
malades se grattaient, phlyctènes semblables cliniquement aux pustules anatomiques et contenant, à
l'état de pureté, un streptocoque de virulence faible.

Tels sont les documents que nous possédons sur la
migration du streptocoque à travers l'épiderme ; nous
reviendrons sur leur interprétation à propos de l'étiologie et de l'étude clinique.

Couche dermique profonde. — Dans les régions où
la couche papillaire est bien isolée des couches sous-
jacentes, comme, par exemple, à la région dorsolom-
baire, la couche profonde du derme est constituée par
un enchevêtrement très serré de gros faisceaux conjonctifs, mais surtout élastiques, traversé perpendiculairement par des vaisseaux lymphatiques et
sanguins.

Si nous insistons sur cette différence de texture,
c'est qu'à ce niveau les lésions sont toujours beaucoup moins marquées. La substance du derme est peu
modifiée. Les cellules plates, un peu augmentées de
volume et de nombre, conservent leurs caractères.
L'infiltration leucocytaire n'existe, et encore à un
faible degré, qu'autour des vaisseaux sanguins. Enfin,
on rencontre un certain nombre de lymphatiques
remplis de streptocoques sans que l'on observe grande
réaction autour d'eux.

En somme, la couche profonde du derme, quand elle
est épaisse et bien limitée, semble réfractaire au pro-

cessus érysipélateux et exerce une certaine protection sur les couches hypodermiques, qui sont surtout intéressées par le processus dans les points où le derme est très mince ou dissocié par des pelotons adipeux.

Tissu cellulaire sous-cutané. — Le streptocoque peut, au cours de l'érysipèle, envahir les couches hypodermiques de deux manières différentes : soit directement par propagation interfasciculaire, soit indirectement par les vaisseaux lymphatiques.

Dans le dernier cas, que l'on observe surtout dans les points où le derme est très épais, il résulte plutôt de cette infection une lymphangite qu'une véritable infiltration streptococcique. On est donc en présence non d'une extension du processus érysipélateux, mais d'une complication sur laquelle nous reviendrons dans le paragraphe suivant.

Dans le cas où le streptocoque atteint les couches profondes par propagation directe, la texture du tissu envahi et les éléments qui le composent auront une influence décisive sur le processus anatomique auquel le parasite donnera lieu.

Dans les points où le tissu sous-cutané est constitué par un tissu conjonctif lâche, dont les espaces forment pour ainsi dire de petites bourses séreuses, par exemple aux paupières, au fourreau de la verge, il se produira dans l'intérieur de ces cavités une exsudation liquide qui, ne rencontrant aucun obstacle, amènera un œdème énorme que l'absorption lymphatique sera impuissante à contre-balancer ; il pourra en résulter soit un processus gangreneux par surdistension des parois, soit un processus phlegmoneux par suite de la stase à ce niveau de la sérosité exsudée.

Lorsqu'au contraire, comme à la face, le tissu sous-cutané est serré, dense, adhérent aux couches musculaires sous-jacentes, il se comportera comme le tissu dermique lui-même, et l'évolution du streptocoque dans son épaisseur sera sensiblement la même, l'infiltration plasmatique étant forcément limitée par la résistance intrinsèque du tissu.

A la face antérieure de la cuisse, à la paroi abdominale antérieure, le derme, très mince à ce niveau, est doublé par un tissu adipeux, abondant, bridé de loin en loin par des tractus conjonctifs. Le streptocoque, en s'y propageant, amènera un empâtement diffus, grâce à l'élasticité et à la non-extensibilité du tissu.

Mais, histologiquement, le processus reste absolument le même, quelle que soit la nature du tissu envahi. Migration leucocytaire, exsudation plasmatique, prolifération des cellules fixes, telles sont les lésions fondamentales. Seules, les altérations des cellules différenciées varient l'aspect des coupes de l'érysipèle de ces différentes parties.

Dans le tissu adipeux, les vésicules graisseuses semblent écartées les unes des autres, par le liquide accumulé dans un système canaliculaire, surtout visible au voisinage des gros troncs lymphatiques et dans lequel on trouve en grande abondance des leucocytes polynucléaires. D'après Renaut, la graisse disparaît et la cellule revient à l'état embryonnaire. Ces faits extrêmes doivent être très rares ; dans la plupart des cas, on ne constate qu'un amaigrissement considérable des vésicules adipeuses, sans disparition complète de la graisse. Le protoplasma devient plus visible, granuleux et trouble. Le noyau prolifère dans certains cas ; dans d'autres, d'après Renaut, la cavité cellulaire semble envahie par une ou deux cellules lymphatiques.

Quant à la présence des streptocoques dans l'intérieur des vésicules adipeuses, elle doit être exceptionnelle, car nous n'avons pu la constater directement. Néanmoins, dans les cas d'évolution phlegmoneuse, la membrane cellulaire étant détruite, les micro-organismes peuvent facilement pénétrer dans le protoplasma cellulaire, devenu du reste dès lors méconnaissable.

Dans certains cas rares, le tissu musculaire sous-jacent est lui-même intéressé par le processus inflammatoire. L'apparence striée disparaît ; les champs de Conheim ne se rencontrent plus sur la coupe des faisceaux primitifs, qui présentent un aspect homogène, légèrement granuleux, parsemé de quelques noyaux.

Altération des vaisseaux et ganglions lymphatiques au cours de l'érysipèle. — Ainsi que nous l'avons vu plus haut, les vaisseaux lymphatiques sont le but de l'émigration leucocytaire, et c'est dans ces véritables canaux de drainage que se pressent cellules et microbes entraînés par le courant séreux qui traverse le tissu conjonctif. Aussi trouve-t-on, dans tout le cours de l'érysipèle, les vaisseaux lymphatiques, même ceux d'un certain volume, distendus par l'apport anormal de liquide et de corps figurés. Mais, chose remarquable, alors que, dans l'épaisseur des tissus, les microbes sont toujours ou presque toujours hors des cellules, dans les vaisseaux lymphatiques, ils sont généralement englobés par les leucocytes, et l'examen microscopique rend bien compte des altérations vitales que subissent les microbes inclus dans les cellules. En effet, leurs grains, d'un volume de moins en moins grand, retiennent de moins en moins la coloration, si bien que, sur la coupe des lymphatiques un peu éloignés de la plaque, il faut ne pas pousser trop loin la décoloration, si l'on veut qu'ils soient encore visibles.

C'est donc dans l'intérieur des vaisseaux lymphatiques que se décide la victoire des cellules de l'organisme sur le parasite. Souvent même la lutte est fort brève, car, sur les coupes des ganglions les plus proches de la plaque, nous n'avons pas pu colorer de streptocoques dans l'intérieur des cellules qui encombraient le réseau interfolliculaire. La pénétration du streptocoque, en cas d'érysipèle simple, est donc rarement profonde dans le système lymphatique, et il faut voir, dans l'engorgement ganglionnaire, plutôt un trouble mécanique résultant d'un apport exagéré, qu'une réaction véritablement inflammatoire.

Dans ces cas, la paroi des vaisseaux lymphatiques reste saine, et il n'y a, à proprement parler, ni lymphangite ni adénite. Dans certaines circonstances néanmoins, soit par suite d'une résistance plus grande du microbe, soit par suite d'une diminution dans l'action destructive des leucocytes, le streptocoque peut envahir les parois et le tissu environnant des vaisseaux lymphatiques, et donner naissance à une endo et périlymphangite. De même, il peut provoquer dans les ganglions un processus inflammatoire.

Cette lymphangite et cette adénite peuvent se terminer par résolution. Dans bien des cas, néanmoins, elles évoluent vers la suppuration, ou l'induration ayant pour résultat l'imperméabilité des vaisseaux ou des ganglions.

CHAPITRE IV

Nous allons chercher à exposer dans ce chapitre quelques considérations sur l'interprétation que l'on doit donner aux différents faits que l'histologie nous a fait connaître et le rôle joué par les différents éléments qui constituent anatomiquement la lésion de l'érysipèle.

Cette lésion, les coupes microscopiques nous l'ont montrée pour ainsi dire à l'état statique. Il n'en est pas de même dans l'organisme vivant et l'activité circulatoire au niveau de la plaque érysipélateuse doit nous faire supposer que chaque coupe nous met sous les yeux un seul acte d'un processus renouvelé sans cesse. Néanmoins, nous pensons que les différents points de repère que nous fournit l'histologie pathologique sont suffisants pour reconstituer son évolution tout entière.

Ce que nous avons dit des propriétés biologiques du streptocoque explique facilement les phénomènes de début. La présence du micro-organisme, qui trouve dans le plasma du tissu cellulaire un bon milieu de culture, amène bientôt, par suite des propriétés de chimiotaxie positive que possèdent sa propre substance et ses produits de culture, un afflux considérable de leucocytes. Ceux-ci s'arrêtent le long des parois capillaires, les traversent par diapédèse et passent en abondance dans les espaces interfasciculaires. Ce passage serait favorisé par la dilatation vasculaire qui, d'après Metchnikoff, serait plutôt l'effet que la cause de la diapédèse. En même temps, sous l'influence de l'excès de pression, dû à des phénomènes vasomoteurs, d'origine nerveuse, et peut-être aussi sous la dépendance d'une action osmotique, une quantité de plasma sanguin vient inonder les espaces conjonctifs. Ce plasma contient en abondance de la matière fibrinogène, ce qui le distingue, d'après Renaut, de la sérosité de l'œdème. Enfin, sous l'influence de cet excès nutritif, la vitalité des cellules fixes est exaltée et donne lieu par prolifération à un grand nombre de formes embryonnaires qui n'ont pas le temps de subir leur évolution complète et viennent se mêler aux leucocytes, sans subir de différenciation physique notable.

Les voies habituelles de la lymphe restant perméables par suite de la non-coagulation de la fibrine, les vaisseaux lymphatiques se dilatent et drainent les espaces conjonctifs distendus, en entraînant liquide, cellules et microbes. Le tissu conjonctif, siège habituel d'un courant assez lent des vaisseaux sanguins aux vaisseaux blancs, est, au contraire, le siège d'une véritable inondation plasmatique, à laquelle les canaux lymphatiques suffisent à peine à créer une voie d'écoulement. Aussi la pression augmente-t-elle dans le derme, et le gonflement, la douleur et la formation de phlyctènes en sont-ils la conséquence.

Ce courant lymphatique exagéré amène aux ganglions une quantité anormale de matériaux et produit l'engorgement mécanique de ces derniers, auquel viennent se joindre les phénomènes inflammatoires résultant de l'apport de cellules microbiennes insuffisamment détruites. Enfin, soit par les voies lymphatiques, soit par la voie veineuse pour les produits diffusibles, les corps chimiques produits par les micro-organismes et peut-être par les éléments eux-mêmes des tissus vivant d'une manière anormale sont versés dans la circulation, et produisent les phénomènes généraux.

Quant aux microbes pathogènes eux-mêmes, ils sont entraînés par le courant séreux et les leucocytes, et des espaces conjonctifs passent dans l'intérieur des canaux lymphatiques. Néanmoins, les cellules diapédésées ne jouent pas uniquement le rôle de balai, suivant l'expression de quelques auteurs (Baumgarten, Weigert). En effet, si, contrairement aux observations de Metchnikoff, nous avons presque constamment trouvé les microbes hors des cellules dans le tissu dermique, nous les avons, au contraire, rencontrés habituellement englobés par les leucocytes, sur les coupes de vaisseaux lymphatiques d'un certain volume. On les voit facilement pâlir à l'intérieur des cellules, devenir de moins en moins aptes à retenir les matières colorantes, si bien que nous ne les avons jamais rencontrés sur les coupes des ganglions. Les microbes semblent donc habituellement détruits durant le court trajet intra-lymphatique qui sépare le derme des ganglions. On comprendra néanmoins que, dans des cas exceptionnels, des micro-organismes plus résistants puissent vivre quelque temps dans l'intérieur des cellules et être entraînés dans la circulation sanguine, par l'intermédiaire du canal thoracique.

Telle est l'évolution de la plupart des éléments

infiltrés dans le derme. Les vaisseaux lymphatiques peuvent, d'après Charcot, déblayer complètement le terrain en douze heures. Ce que nous avons dit du courant continuel et rapide qui draine le tissu conjonctif nous fait croire que ce terme, malgré sa brièveté, est encore au-dessous de la vérité. Néanmoins, certains auteurs admettent qu'un certain nombre de leucocytes ne sont pas repris par les vaisseaux absorbants et sont détruits sur place par phagocytose. Ce sont les macrophages, dérivés, d'après Metchnikoff par des cellules fixes du tissu conjonctif, qui rempliraient cette fonction.

Les dernières enfin qui infiltrent les couches les plus superficielles du derme, ainsi que les micro-organismes qu'elles contiennent, sont entraînées à l'extérieur par le processus épidermique que nous avons décrit.

La plupart des microbes qui ont pénétré dans les mailles du derme ont donc les vaisseaux lymphatiques comme but ultime de leur migration. Nous ne devons donc pas nous étonner de rencontrer encore des streptocoques dans ces canaux, alors que l'on n'en trouve plus dans le tissu ambiant et que le courant plasmatique est tari en amont. Cette persistance peut même être fort longue, ainsi que nous le verrons à propos de l'érysipèle à répétition.

CHAPITRE V

ÉTIOLOGIE DE L'ÉRYSIPÈLE

L'érysipèle étant, ainsi que nous l'avons montré plus haut, une maladie microbienne, liée à l'action sur l'organisme d'une race de streptocoques, d'une virulence définie, nous devons étudier, dans son étiologie, les diverses modalités générales des maladies infectieuses : l'épidémicité, la contagion, la spontanéité.

L'érysipèle est certainement épidémique ; la chose est reconnue dès la plus haute antiquité et hors de toute contestation ; mais le cercle de ces épidémies est, en général, peu étendu. L'extension par l'air est des plus contestables, et c'est principalement par le contact direct que l'inoculation a lieu. Aussi est-ce principalement des épidémies de salles d'hôpital, ou de clientèle de médecin ou de sage-femme, l'origine infectieuse restant le plus souvent unique. Le caractère le plus intéressant de ces épidémies est de coïncider fréquemment avec des épidémies de fièvre puerpérale. Nous ne nous étendrons pas sur l'histoire connue de ces épidémies érysipélateuses, que l'on rencontre dans tous les traités classiques. On comprend bien, en effet, que des microbes pathogènes venant d'une même source soient inoculés en même temps à un grand nombre d'individus, et que cette coïncidence donne lieu à une épidémie. Il est donc bien certain que l'érysipèle est épidémique, sans qu'il en découle nécessairement qu'il soit contagieux.

La question de la contagion de l'érysipèle revient, en effet, assez régulièrement dans les discussions médicales, et elle est tour à tour résolue affirmativement et négativement. C'est certainement aller trop loin que de la comparer, sous ce rapport, aux fièvres éruptives, comme on l'a fait souvent, de même que l'on ne peut dénier la transmission fréquente dans les salles de malades, et surtout dans les salles de chirurgie, avant l'antisepsie, ou encore dans l'entourage des malades de la ville.

Ces faits, en apparence contradictoires, s'expliquent d'eux-mêmes, si, au lieu de raisonner spéculativement, on veut pénétrer le mécanisme intime de la contagion.

Nous considérerons le cas le plus simple, celui où la contagion provient d'un autre érysipèle. Comment un individu atteint d'érysipèle peut-il transmettre sa maladie à un autre? Il faut que le microbe pathogène qui pullule dans son derme soit transporté dans le derme cutané ou muqueux du contagionné.

Pour cela, deux actes sont nécessaires : 1° le transport hors de l'organisme de l'un du microbe doué de toutes ses propriétés vitales et virulentes ; 2° la pénétration sous l'épiderme du second dans des conditions telles qu'il puisse s'y reproduire. Voyons comment ces deux actes peuvent se réaliser.

Le streptocoque de l'érysipèle ne peut sortir de la peau que par une solution de continuité de l'épiderme ou par une migration à travers les couches épidermiques. Il est donc certain que l'on pourra le trouver avec toute sa virulence à la surface des plaies d'une certaine étendue qui ont donné naissance à l'érysipèle. Il abonde, en effet, dans le pus de mauvais aspect qui les recouvre. Plus rarement, on pourra le rencontrer dans les phlyctènes et dans les croûtes qu'elles laissent après leur dessiccation. Les solutions de continuité peuvent être également, dans certains cas, le fait même de l'érysipèle, ainsi qu'on l'observe dans les érysipèles gangreneux. Enfin, parfois la main du chirurgien fraye une voie au micro-organisme doué encore de toute sa virulence, ainsi que cela se voit fréquemment dans les grands phlegmons érysipélateux.

Il est donc hors de doute que la première condition requise pour la contagion, la mise en liberté de l'agent pathogène, est remplie dans les érysipèles chirurgicaux, gangreneux, phlegmoneux et peut-être même phlycténoïdes. Étudions maintenant comment pourraient être contagieux les érysipèles ordinaires dans lesquels la porte d'entrée s'est souvent fermée derrière le micro-organisme pathogène. Il serait nécessaire que le streptocoque traverse les couches épidermiques sans perdre rien de sa virulence ni de sa vitalité et soit retrouvé ainsi dans les squames.

Or, les recherches que nous avons faites sur ce sujet sont absolument négatives. Ni par la culture, ni par les inoculations, on ne peut isoler des squames un microbe capable de produire l'érysipèle. Nous avons bien observé dans un cas des microbes traversant l'épiderme, grâce aux cellules migratrices qui les y avaient apportés. Mais ils apparaissaient toujours en cocci isolés ou en diplocoques, et leur séjour dans l'intérieur d'un leucocyte avait très probablement modifié leurs propriétés virulentes. Il nous semble donc à peu près établi expérimentalement que les squames épidermiques de la desquamation érysipélateuse ne peuvent être des agents de contagion.

Certains faits cliniques nous portent à admettre que, si le streptocoque traverse les couches épidermiques, il ne parvient pas à l'extérieur avec toutes ses propriétés virulentes. En effet, dans deux cas, les malades présentèrent aux doigts, dont ils se servaient pour détacher les lamelles épidermiques de leur érysipèle, de vastes phlyctènes purulentes, dans lesquelles on retrouvait un streptocoque très atténué et incapable de transmettre l'érysipèle.

Il résulte de cet ensemble de faits que, dans l'érysipèle cutané sans solution de continuité épidermique, la contagion doit être rare, la première condition, l'issue du microbe pathogène, n'étant pas remplie. Quant à l'érysipèle des muqueuses, la protection épithéliale étant moins efficace, il est théoriquement plus facilement contagieux.

La deuxième condition de la contagion est la pénétration du micro-organisme dans le derme de l'individu contagionné. Le transport par l'air nous semble exceptionnel, bien qu'Emmerich et Eiselsberg aient prétendu avoir retrouvé le streptocoque de Fehleisen dans l'air d'une chambre occupée par des érysipélateux. En effet, la dessiccation à l'air atténue, puis tue rapidement le parasite de l'érysipèle. C'est le plus souvent par contact médiat ou direct que l'infection se trouve effectuée. Les doigts, les linges, les instruments de chirurgie sont les agents de transport les plus habituels, lorsqu'ils ont été mis en contact avec de la sérosité ou du pus érysipélateux.

Une fois le microbe transporté sur un autre individu,

nous devons étudier par quel processus il pénètre dans le derme, pour y reproduire l'érysipèle par sa pullulation. Là se pose une question longtemps considérée comme capitale, bien que, pratiquement, elle n'offre qu'un intérêt assez restreint : le microbe de l'érysipèle peut-il traverser l'épiderme, ou est-il nécessaire que le derme lui soit directement accessible par suite d'une solution de continuité épidermique ? C'est à cette dernière hypothèse que se sont ralliés la plupart des auteurs qui ont déclaré que tous les érysipèles étaient chirurgicaux et qu'une porte d'entrée était nécessaire, affirmant que, lorsque celle-ci avait passé inaperçue, c'est qu'elle avait été mal cherchée. Cette opinion intransigeante nous semble trop absolue pour être vraie.

En effet, si l'on réfléchit au volume d'un streptocoque, on comprend qu'il pourra arriver au derme par un fendillement épidermique impossible à voir même à la loupe, et ce serait un étrange abus de langage de qualifier de chirurgical l'érysipèle qui en serait la conséquence. Mais même cette solution de continuité microscopique ne semble pas absolument nécessaire. On sait, en effet, qu'expérimentalement le bacille du charbon pénètre à travers les orifices glandulaires jusque dans le tissu sous-cutané des animaux ; pourquoi n'en serait-il pas de même du streptocoque ? Le fait suivant démontre la vérité de cette assertion : deux fois à la suite d'autopsies d'érysipélateux, nous avons présenté des infections dues au streptocoque. Dans les deux cas, le point de départ était le fond d'un pli de la face dorsale du doigt ; il n'y avait aucune solution de continuité épidermique et le début avait été marqué par l'apparition d'une petite vésicule transparente dont la formation nécessitait l'intégrité absolue de l'épiderme. Il en résulte que la porte d'entrée n'est pas nécessaire d'une manière absolue et qu'un épiderme intact n'est pas une garantie suffisante contre la pénétration du streptocoque dans le derme cutané. Cette affirmation est encore plus vraie pour les muqueuses, si faiblement protégées, des fosses nasales ou des conduits lacrymaux, etc. Les chances de contagion seront néanmoins bien plus grandes lorsque ce travail de pénétration sera épargné au micro-organisme par l'existence d'une abrasion épidermique ou épithéliale : plaie, affection cutanée, vésicatoire, etc. On a néanmoins remarqué que les plaies déjà anciennes, bourgeonnantes ou présentant très nettement ce que l'on appelait la membrane pyogénique présentaient une certaine résistance à l'infection.

Mais il ne suffit pas de la pénétration du microbe pour produire l'érysipèle, il faut encore que l'organisme lui permette de s'y installer et d'y pulluler, et il est nécessaire de faire une grande part à la susceptibilité du terrain sur lequel le parasite est ensemencé. Certains individus sont doués, en effet, d'une prédisposition toute spéciale et contractent un érysipèle toutes les fois qu'ils remplissent les autres conditions nécessaires à la contagion.

En dehors de ces idiosyncrasies, dont la cause reste inconnue, on peut constater que la résistance à l'envahissement du streptocoque est beaucoup moins marquée dans le cours de certaines maladies organiques, telles que le diabète, l'albuminurie et surtout les affections du cœur et du foie à leur dernière période. Certaines causes passagères, telles que le surmenage,

la fatigue, l'inanition, enfin la misère physiologique
sous toutes ses formes, créent à l'érysipèle un terrain d'évolution plus facile. Enfin, le système nerveux
semble jouer un grand rôle dans la lutte de l'organisme contre le streptocoque. M. Roger, dans d'intéressantes expériences, a établi l'immunité relative
créée par la paralysie vasomotrice des vaisseaux de
la partie inoculée, et sa prédisposition certaine,
produite par la section des nerfs sensitifs. En clinique,
cette influence du système nerveux s'affirme très nettement, et elle doit jouer un rôle dans l'action accidentelle du froid, de la menstruation et des causes
morales (émotions, colères), que l'on retrouve fréquemment dans l'étiologie de l'érysipèle.

A côté de cette contagion provenant d'un érysipèle,
il existe une autre sorte de contagion, intéressante
tant au point de vue pratique qu'au point de vue de
l'idée générale que l'on se doit faire de la contagion.
Il est, en effet, important de savoir que l'on peut contracter un érysipèle par contagion d'une fièvre puerpérale, par inoculation du pus d'un abcès, du sang
d'un cadavre mort d'une autre affection à streptocoques.
Ce qui constitue la contagion, ce n'est pas, en effet, la
maladie elle-même, mais l'agent pathogène et son
degré de virulence. Or, un même microbe pouvant produire plusieurs maladies distinctes, on comprend qu'un
malade puisse communiquer une maladie différente de
celle dont il est atteint, que la différence porte sur le
siège ou le mode d'action du micro-organisme pathogène. Il faut pourtant remarquer, ainsi que le fait
M. Jaccoud dans sa remarquable leçon sur la spontanéité morbide, qu'un microbe, en produisant une
maladie, reçoit également de l'organisme une modifi-

cation qui le rend plus apte à vivre sur un autre individu dans les mêmes conditions. En un mot, pratiquement, un germe pathogène, susceptible de produire
des maladies diverses, a néanmoins une tendance
marquée à reproduire chez le contagionné la maladie
qu'il avait causée chez le malade, source de la contagion.

On voit néanmoins par cela qu'il ne faut pas attribuer au mot contagion une valeur trop absolue, et
qu'une maladie peut en engendrer une différente ; de
là à la véritable spontanéité, il n'y a qu'un pas. Le
streptocoque, non pas de l'érysipèle, mais susceptible
de le devenir à la suite de quelques modifications
d'ordre biologique, est, comme nous l'avons vu, un
microbe banal. Est-il impossible que, dans l'organisme ou même hors de l'organisme, ces modifications
puissent se produire et amener la production d'un
érysipèle en dehors de toute contagion apparente ?

Ce que nous avons dit des conditions de variation
de virulence du streptocoque et spécialement de l'influence des produits de putréfaction sur son exaltation démontre que, dans certains cas, un microbe
inoffensif peut donner lieu, par transformation, à un
érysipèle, pouvant devenir lui-même le point de départ
d'une épidémie, et nous avons expérimentalement
reproduit le fait sur le lapin. Les fièvres puerpérales
donnant lieu à des érysipèles par contagion et liées à
une putréfaction placentaire, les lymphangites des
orteils, liées aux macérations épidermiques, les érysipèles consécutifs aux eschares putrides, aux infiltra-
tions d'urine peuvent fournir des exemples journaliers,
tirés de la pathologie humaine, de cette véritable
spontanéité de l'érysipèle.

Et il est probable que cette exaltation par symbiose microbienne avec les agents saprogènes ou autres peut se produire en dehors de l'organisme. La virulence des streptocoques des cadavres d'individus morts de maladies non microbiennes, l'extrême exaltation du streptocoque isolé par Charrin des cadavres un peu anciens de lapins morts du charbon, celle du streptocoque isolé par Nicolaïer dans la terre arable, semblent le démontrer. Et, si l'on n'a pu encore obtenir *in vitro* cette transformation, nos recherches, celles plus récentes de MM. Bourges et Doléris peuvent faire espérer que l'expérience viendra apporter à cette théorie si simple une sanction positive et absolue.

Pratiquement, deux faits importants découlent de cette étiologie si intéressante de l'érysipèle : une maladie contagieuse peut provenir de la propagation d'une affection cliniquement différente. Elle peut même prendre son origine en dehors de toute infection étrangère par l'exaltation d'un microbe banal, exaltation se produisant dans l'organisme même ou même peut-être en dehors de lui.

CHAPITRE VI

SYMPTOMATOLOGIE DE L'ÉRYSIPÈLE

Lorsqu'il est exempt de complications locales ou générales, l'érysipèle se traduit par un ensemble de symptômes des plus simples ; cela s'explique aisément par la nature même des lésions, qui sont celles d'une inflammation microbienne à son maximum de simplicité.

Existe-t-il une période d'incubation de l'érysipèle ? Il est difficile de le préciser. Dans certains cas, la maladie a éclaté plusieurs jours après la contagion. Mais rien ne prouve que le microbe a été introduit sous l'épiderme au moment précis du contact avec le malade source de la contagion. La durée qui s'écoule entre le moment de la pénétration du microbe au-dessous de l'épiderme, par solution de continuité ou autrement, et celui où éclatent les premiers symptômes de l'érysipèle doit, du reste, être très variable suivant la virulence du microbe et la résistance de l'organisme. Chez le lapin, la plaque érysipélateuse est souvent très nette trente-six à quarante-huit heures après l'inoculation. Dans les piqûres anatomiques à streptocoques, dont la parenté avec l'érysipèle est des plus intimes, les symptômes douloureux sont déjà sensibles huit ou dix heures après le contact infectieux,

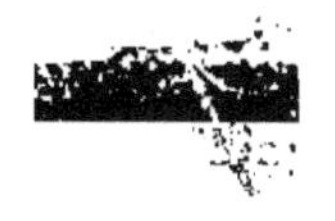

ainsi que nous l'avons pu observer sur nous-même.

On ne peut non plus comparer l'érysipèle à une fièvre éruptive en lui décrivant une période d'invasion. Parmi les prodromes généraux que l'on décrit habituellement, certains d'entre eux ne sont souvent que l'expression d'un malaise d'autre origine, ayant prédisposé le malade à l'infection érysipélateuse. D'autres appartiennent en propre à la maladie. Au premier rang il faut placer le frisson, qui brusquement marque le plus souvent le début de la maladie et surprend le malade en pleine santé. Il manque rarement dans les érysipèles d'une certaine intensité et principalement chez les malades n'ayant jamais subi auparavant aucune atteinte de cette maladie. Le plus souvent unique, il se décompose parfois en une série de petits frissonnements. Quant à son intensité, elle est extrêmement variable, et l'on a voulu voir un rapport entre elle et la gravité future de l'affection. Tantôt de durée très courte, et consistant en une simple sensation de malaise et de froid, le frisson peut, dans certains cas graves, revêtir l'allure solennelle du frisson pneumonique et se prolonger pendant une heure et plus. A ce stade de froid succède le plus souvent un stade de chaleur qui peut lui-même être plus rarement suivi de sueurs abondantes. La température s'élève dès le frisson et il n'est pas rare d'observer une température de 39°5 à 40° quelques heures après son début.

Parfois, l'atteinte portée dès le début par l'infection est assez forte pour produire des vomissements alimentaires, ou même bilieux, qui, à moins d'une susceptibilité particulière de l'individu, doivent être considérés comme assombrissant le pronostic de la maladie qui commence.

Pendant que ces symptômes généraux bruyants marquent le début de la maladie, on observe presque toujours des phénomènes locaux qui attirent l'attention sur telle ou telle partie du corps et, malgré leur disproportion avec les phénomènes généraux, doivent faire craindre le développement de l'érysipèle. S'il existe une plaie d'une certaine étendue, elle se disjoint, les bords en deviennent rouges, douloureux ; si elle était en pleine suppuration, celle-ci se tarit et l'écoulement devient séreux, on séro-sanguin, souvent même fétide si la plaie est mal pansée. S'il n'y a point de solution de continuité, on voit apparaître sur le nez, la joue ou plus rarement un autre point de la peau un petit bouton rouge, très douloureux à la pression, que l'on peut facilement méconnaître et prendre pour un bouton d'acné ou un furoncle au début. Parfois, enfin, le lieu de pénétration du streptocoque portant sur une muqueuse des cavités faciales, on peut observer, comme phénomènes locaux de début, une brûlure avec sécheresse des fosses nasales, une dysphagie douloureuse, une démangeaison dans l'angle interne de l'œil avec épiphora, etc.

Mais un phénomène des plus précoces, se rapportant à la lésion locale et lui correspondant, est la tuméfaction des ganglions lymphatiques. Ce symptôme, sur lequel ont insisté surtout Chomel et Blandin, peut précéder toute autre manifestation locale. Il est bien certain que cette tuméfaction est toujours consécutive au travail inflammatoire qui se produit au niveau du point d'inoculation du streptocoque.

Mais, cliniquement, ce dernier peut rester latent assez longtemps pour que le gonflement douloureux du ganglion correspondant soit le premier phénomène qui attire l'attention du malade et du médecin.

Mais bientôt apparaît la plaque érysipélateuse, avec tous ses caractères. Elle est ordinairement bien nette vingt-quatre à trente-six heures après le frisson. Parfois néanmoins, d'après quelques auteurs, le gonflement ganglionnaire pourrait la précéder de plusieurs jours. Une fois constituée, elle augmente rapidement et peut, en peu de temps, envahir toute la face ou tout un membre.

On y retrouve tous les symptômes habituels de l'inflammation, plus ou moins marqués néanmoins, suivant les parties atteintes.

La rougeur est constante dans l'érysipèle ordinaire, mais la teinte varie du rose au rouge écarlate. Un excès comme un défaut de rougeur doivent éveiller l'attention du médecin. En effet, la pâleur de l'érysipèle se rencontre surtout chez les individus déjà anémiés ou est un indice d'un état infectieux très grave. De même, la rougeur lie de vin, donnant parfois un aspect livide à la partie atteinte, est surtout observée chez les cachectiques, les brightiques, diabétiques, cardiaques, etc., et doit faire redouter la gangrène entre autres accidents.

Sauf le cas d'extravasations sanguines, la rougeur de l'érysipèle disparaît sous la pression du doigt, pour se reproduire aussitôt après. Néanmoins, cette disparition n'est pas aussi complète que dans les simples érythèmes, et la peau garde toujours une légère teinte jaunâtre.

C'est surtout à la face que la rougeur de l'érysipèle est accentuée et uniforme; aux membres, elle est, en général, moins éclatante et se présente plutôt sous forme de traînées à bords déchiquetés; mais au cuir chevelu, sauf le cas de calvitie, elle disparaît complètement, pour faire place à une teinte blanc bleuâtre, qui rend l'érysipèle de cette région peu sensible à la vue.

Au toucher, on constate toujours une augmentation de la température locale dans tous les points qui sont envahis par l'érysipèle. Cette élévation peut être de 1 à 3 degrés et est surtout sensible dans les points où, le tissu dermique étant très serré, la tension est très grande dans les mailles conjonctives.

La tuméfaction est plus ou moins considérable, suivant les parties atteintes. Aux paupières, au fourreau de la verge et, en général, partout où le derme très mince repose sur un tissu cellulaire lâche, la tuméfaction est énorme, amenant l'occlusion des yeux, le phimosis, etc. Dans les parties où la peau moins extensible repose sur un tissu plus serré, le gonflement est moindre, mais est remplacé par une tension des tissus, qui donne au toucher une sensation spéciale de rénitence. La peau faisant corps avec le tissu sous-cutané peut être assez dure pour ne pouvoir être plissée, se déplaçant sur les couches profondes comme une plaque inflexible, d'où le nom de plaque érysipélateuse.

Dans les points où la peau repose sur un tissu adipeux épais, la sensation est différente. Au lieu de cette résistance, le doigt perçoit plutôt un empâtement diffus, peu élastique, se rapprochant du gonflement œdémateux du phlegmon.

Toute la peau intéressée est tuméfiée, mais cette augmentation d'épaisseur est surtout sensible à la périphérie, et principalement du côté où s'accroît l'érysipèle. On a donné le nom de bourrelet érysipélateux à cette différence de niveau, sensible à l'œil et au toucher, qui marque la limite entre les parties saines et les tissus enflammés.

C'est par la progression de ce bourrelet que s'accroît la plaque érysipélateuse ; aussi est-ce à ce niveau que se retrouvent au maximum les différents symptômes de l'inflammation. La rougeur même le dépasse de quelques centimètres. Il se présente, en général, sous la forme d'une ligne presque circulaire au début, envahissant excentriquement les tissus. Puis, dans la plupart des cas, ce cercle se rompt sur différents points et l'érysipèle ne progresse plus que par un côté, suivant une ligne sinueuse, mais le plus souvent continue.

La douleur est un des symptômes les plus précoces. Elle devance l'apparition de la rougeur et du gonflement. Au point où le streptocoque a pénétré, le malade ressent d'abord une démangeaison bien circonscrite, mais la moindre pression à ce niveau provoque une douleur déchirante, comparable à une piqûre d'aiguille. La douleur au niveau des ganglions est aussi très précoce. Dès que la plaque s'étend, la douleur change de caractère et consiste en une sensation de tension et de brûlure, qui a fait désigner longtemps l'érysipèle, conjointement à d'autres maladies, sous le nom de feu Saint-Antoine. La pression exaspère la douleur, et cette exploration peut donner des renseignements utiles sur la progression de la maladie dans les points où, comme au cuir chevelu, l'érysipèle n'est pas très sensible à la vue.

Les fonctions de la peau sont modifiées. Elle est sèche et brûlante, et les sécrétions sébacées et sudorales sont momentanément suspendues. Parfois, l'épiderme se soulève soit sous forme de vésicules, donnant un aspect grenu, désigné, par Borsieri, sous le nom d'érysipèle scirrhodes. Plus souvent, les soulèvements épidermiques sont plus étendus, donnant lieu à des phlyctènes dont le contenu, d'abord transparent et jaune citrin, se trouble bientôt, pour devenir franchement purulent. Ces phlyctènes se dessèchent bientôt, laissant derrière elles des croûtes au-dessous desquelles un nouvel épiderme se reforme bientôt.

D'autres fois, sous l'influence d'infections secondaires par le staphylocoque, les follicules pileux de la plaque érysipélateuse s'enflamment, amenant la production de boutons d'acné ou même de furoncles, dont la douleur vient s'ajouter à celle de l'érysipèle.

En outre, par la tuméfaction des dermes cutané ou muqueux, l'érysipèle amène des troubles dans les fonctions des organes directement ou indirectement intéressés. L'œdème des paupières amène une occlusion complète des yeux et en même temps une stagnation des liquides conjonctivaux; il en résulte presque toujours une conjonctivite catarrhale de peu de gravité. L'envahissement des fosses nasales se traduit par un enchifrènement absolu avec sensation de sécheresse et d'ardeur. Si les sinus frontaux sont intéressés, la douleur est très vive et consiste dans une sensation de tension profonde qui plonge les malades dans une réelle hébétude. L'extension au conduit auditif externe amène une obnubilation de l'ouïe, avec apparition fréquente de bruits subjectifs très gênants.

La plaque érysipélateuse progresse pendant une période plus ou moins longue, dont la moyenne est de cinq à six jours. Son accroissement est continu dans les formes habituelles de l'érysipèle. Suivant l'expression classique, il grandit comme une tache d'huile sur le papier. Néanmoins, il est inexact que cette progression, lorsque l'érysipèle débute par la ligne médiane, se fasse d'une manière rigoureusement symétrique. Le fait est fréquent, mais pas assez constant pour qu'on puisse l'ériger en loi, comme Graves avait voulu le faire.

Certaines parties du corps sont plus facilement envahies que d'autres. L'érysipèle de la face, par exemple, lorsqu'il se propage au front, s'étend presque constamment au cuir chevelu et envahit presque toujours ce dernier dans sa totalité. Au contraire, il respecte habituellement le menton, bien que nous ayons observé deux cas où cette partie ait été envahie, malgré cette prétendue immunité.

Quelquefois, le cou lui-même est envahi, et alors l'extension au tronc se fait plus rapide et plus étendue sur la ligne médiane que sur les parties latérales, et principalement la racine du membre supérieur, qui est rarement intéressé à la suite de l'érysipèle facial,

Lorsque ce dernier est à sa période d'état, dans les cas d'intensité moyenne, la face a totalement perdu forme humaine. La bouffissure des paupières qui cachent les globes oculaires, l'élargissement de la face, l'augmentation de volume du nez et des pavillons auriculaires, joints à la coloration écarlate de la peau, rendent la figure méconnaissable. De plus, la nécessité de laisser la bouche entr'ouverte pour la respiration à la suite de l'occlusion des fosses nasales par la muqueuse tuméfiée achève de dénaturer la physionomie et de lui donner un aspect d'hébétude. M. Raynaud compare l'aspect des érysipélateux à certains magots chinois. Plus tard, le début de la desquamation achève de rendre ce masque grotesque en le faisant paraître enfariné.

Cette desquamation, d'abord furfuracée, se fait ensuite par plaques d'une plus grande étendue. Elle débute souvent, alors que l'érysipèle est encore en voie de progression. Puis, lorsque, le bourrelet de progression s'étant lui-même affaissé, la période de déclin de l'érysipèle commence, elle survit à la rougeur et à la tuméfaction, qui souvent disparaissent au bout de vingt-quatre heures, et se perpétue souvent pendant une dizaine de jours et plus. La chute de l'épiderme entraîne avec elle celle des poils et principalement des cheveux. Ces derniers se détachent par mèches volumineuses, dont la disparition amène une alopécie en îlots qui ne tardent pas à confluer et à produire une calvitie passagère totale. Les cheveux repoussent bientôt, mais le plus souvent ils sont, modifiés dans leur finesse et leur couleur ; ils sont en effet, plus gros et moins souples. Il n'est pas rare non plus de les voir repousser entièrement blancs chez des personnes à peine grisonnantes. Le cas de Mausbaki, qui a observé le fait contraire, c'est-à-dire des cheveux noirs succédant à des cheveux blancs, doit être considéré comme une très rare exception.

Les sourcils sont plus longs à repousser que les cheveux et il n'est pas rare de voir la desquamation s'éterniser à ce niveau. Les cils ne tombent pas en général, mais le regard perd longtemps son expression, par suite de la lourdeur des paupières, dont la tuméfaction est souvent lente à disparaître.

Lorsque les extrémités des membres sont atteintes, on constate au niveau de la matrice unguéale un sillon profond, qui ne disparaît qu'à la longue avec l'allongement de l'ongle.

Tels sont les symptômes locaux dépendant de l'évolution de la plaque érysipélateuse. Mais l'état général est toujours fortement impressionné ; le plus souvent, il est en rapport avec l'étendue et l'intensité des lésions cutanées ; mais parfois il est hors de proportion avec elles, ce qui s'observe principalement chez les individus affaiblis ou alcooliques et aggrave singulièrement le pronostic.

Au premier rang doit se placer la fièvre qui débute avec le frisson, pour cesser le plus souvent au moment de l'arrêt dans la progression de la plaque érysipélateuse. Elle appartient le plus souvent au type continu, et, pendant la période d'état de la maladie, les rémissions matinales sont le plus souvent à peine de quelques dixièmes de degré. M. Sorel, dans un article récent et dans la thèse de Campos, décrit plusieurs types de la fièvre érysipélateuse, qu'il reconnaît intimiment liée à l'évolution de la lésion cutanée.

Type n° 1. L'ascension fébrile rapide a lieu suivant une ligne continue ; le *fastigium*, qui est d'environ 41 degrés, se trouve atteint dans la soirée du troisième jour au plus tard ; il présente au plus deux sommets et il n'y a pas, à proprement parler, de période d'état ; la défervescence suit de près l'acmé fébrile, s'accomplit par lysis et est achevée du cinquième au huitième jour, plus souvent les septième et huitième jours.

Type n° 2. L'ascension est la même que précédemment, elle fait place à une période d'état caractérisée par des oscillations rémittentes, plus ou moins stationnaires, d'amplitude variable ; puis, du sixième au onzième jour, et quelquefois plus tard, la défervescence s'opère suivant un des modes suivants :

a. Par crise.

La défervescence, et c'est le cas le plus fréquent, peut être complète du soir au lendemain matin. Elle est suivie quelquefois d'une ou deux grandes oscillations intermittentes. La défervescence peut être incomplète et la température subir une légère recrudescence dans la journée, pour n'arriver à la normale que le lendemain matin.

b. Par lysis prolongés, suivant le mode signalé par le professeur Jaccoud.

Type n° 3. Même période d'ascension rapide ; puis, dès le second ou le troisième jour, le tracé présente de grandes oscillations intermittentes à maxima élevés le soir et le plus souvent avec apyrexie le matin.

Tels sont les différents types cliniques que peut présenter l'érysipèle. Suivant nos observations, dans l'érysipèle franc, chez un individu sain, n'ayant pas subi d'atteinte érysipélateuse antérieure, le type n° 2 avec crise est le plus fréquent. Le premier est habituel dans l'érysipèle à répétition, et la durée est d'autant plus courte, la chute d'autant plus définitive, que le nombre des attaques antérieures est plus grand. Quant au troisième type, on l'observe principalement chez les malades d'une constitution lymphatique ou déjà éprouvés par une maladie antérieure ; il est du reste rare, relativement aux deux autres.

D'une manière générale, on peut dire qu'au point de vue de la gravité de l'affection, il faut moins tenir compte de l'élévation de la température que de sa marche. Une ascension permanente doit toujours laisser quelque inquiétude au médecin, au lieu qu'une descente, même graduelle, est d'un bon pronostic.

En cas de progression, cette dernière peut être continue sans rémission matinale, ou par augmentation des maximum vespéraux. La première forme est plus grave que la seconde et, si elle se produit dans des températures élevées, l'issue fatale est à craindre ; dans ce cas, l'infection générale de l'organisme est telle que Blass a vu la température continuer à monter après la mort.

On peut observer également, plusieurs jours après la défervescence, une légère ascension fébrile qui dure deux ou trois jours et peut se répéter plusieurs fois, à une huitaine de jours d'intervalle. Cette reprise, qui ne s'accompagne d'aucun phénomène cutané et ne présente en elle-même aucune gravité, se rencontre surtout dans les cas où, après un plateau assez élevé, la température tombe brusquement, mais ne descend pas au-dessous de 37°. En effet, la défervescence définitive dans l'érysipèle, comme du reste plusieurs autres maladies aiguës, est généralement suivie d'une phase d'hypothermie qui dure trois ou quatre jours.

Le pouls suit la marche de la température. Il est, en général, plein et accéléré pendant le cours de la maladie et présente un ralentissement sous-normal, habituellement très marqué, au moment de la convalescence.

Parmi les phénomènes nerveux, le délire tient le premier rang. Il n'est pas en rapport d'une manière absolue avec la température et, de toutes ses notions pathogéniques, la plus fréquente, et de beaucoup, est l'alcoolisme. En dehors des accès de privation qui peuvent engendrer le délire, il y a là une prédisposition constante. Il est rare, en effet, d'observer un érysipèle sans délire, quelle que soit son intensité, chez un alcoolique avéré. Inversement, sauf certains cas spéciaux, on peut presque conclure à l'alcoolisme, de la constatation d'un délire violent au cours d'un érysipèle de gravité moyenne.

En effet, les autres causes de délire pendant l'érysipèle, telles que l'anémie cérébrale compensatrice, suite de la fluxion de la peau, ou l'excitation réflexe transmise à l'encéphale par les nerfs de la cinquième paire, n'engendrent pas ce délire impulsif, continu, que l'on observe chez les alcooliques et qui oblige souvent à leur mettre la camisole de force. Tout autre également se montre le délire, symptomatique d'une complication cérébrale, méningite ou thrombose des sinus. Dans ces cas, beaucoup plus rares qu'on ne le pensait, on observe conjointement au délire des convulsions, des vomissements, qui font place bientôt à un collapsus, avant-coureur de la mort.

Du reste, en dehors de l'alcoolisme ou d'une complication cérébrale, il est exceptionnel d'observer du délire dans les cas où le cuir chevelu n'est pas intéressé.

On peut signaler au cours de l'érysipèle, comme au cours de toute maladie aiguë fébrile, l'anorexie, la soif, la constipation, en un mot l'état gastro-intestinal que l'on observe dans toutes les pyrexies. Peu marqué dans l'érysipèle, il ne présente rien de particulier.

A propos des complications rénales de l'érysipèle, nous aurons l'occasion de revenir sur les modifications de l'urine au cours de l'érysipèle. Disons néanmoins, dès maintenant, qu'elle est rare, foncée en couleur et contient de l'albumine dans la plupart des cas. Cette albuminurie, qui s'observe fréquemment dès le début de la maladie, ne présente souvent aucune gravité et disparaît au moment de la défervescence.

La guérison est la terminaison habituelle de l'érysipèle exempt de toute complication. Nous verrons, à propos de ces dernières, celles qui assombrissent le plus le pronostic. Certaines formes néanmoins, soit qu'elles résultent de l'inoculation d'un germe plus virulent, soit qu'elles se produisent par suite d'une diminution de la résistance organique, peuvent tuer par elles-mêmes, et alors la mort devient le fait d'une véritable septicémie. Mais c'est là l'exception, comme, nous le verrons dans le chapitre suivant. Habituellement, l'érysipèle guérit rapidement après une convalescence d'une durée très variable. Dans les formes bien franches, en effet, le malade se remet rapidement ; si, au contraire, la maladie traîne un peu et s'accompagne de symptômes, mêmes légers, d'infection générale, la convalescence est fort longue et fort pénible et l'activité, surtout l'activité intellectuelle, ne se récupère souvent qu'au bout de plusieurs mois.

CHAPITRE VII

DES FORMES DE L'ÉRYSIPÈLE

En général, l'érysipèle s'éloigne peu du type que nous venons de décrire ; néanmoins, dans certains cas, on observe soit une intensité inusitée de certains phénomènes généraux, soit une modification dans l'aspect local ou la progression de la plaque, suffisantes pour motiver la description de quelques formes spéciales, bien que l'on puisse observer toutes les transitions entre le type décrit plus haut et ces espèces forcément factices.

La plus importante de toutes est, sans contredit, l'érysipèle typhoïde, qu'il vaudrait peut-être mieux nommer érysipèle adynamique, pour ne pas prêter à une confusion inutile. Il apparaît, en général, sous forme de cas isolés, liés principalement au mauvais état antérieur de l'individu atteint ; parfois, néanmoins, il semble dû à une virulence plus grande du micro-organisme pathogène et se montre sous forme d'épidémies.

Le début se fait rarement par un frisson bien franc, mais par des frissonnements répétés. La fièvre augmente graduellement et s'accompagne d'une grande fréquence du pouls, qui est petit et dépressible. Le malade, dès le début de l'affection, est plongé dans une prostration et une hébétude dont il est difficile de le tirer. C'est principalement cet abattement précoce des forces qui donne une certaine spécificité à cette forme d'érysipèle. En même temps apparaissent d'autres symptômes qui montrent combien l'infection est profonde. L'albuminurie est constante et abondante. Les symptômes gastro-intestinaux sont très marqués : à l'anorexie succède un état nauséeux qui ne permet aucune alimentation et rend souvent même difficile l'administration des médicaments. Il n'est pas rare aussi de voir apparaître une diarrhée particulièrement fétide et s'accompagnant d'épreintes et de ténesme. Le malade présente l'aspect d'un typhique au second septénaire. La langue est sèche, les lèvres fuligineuses, le délire est en général calme, et alterne avec la prostration et la somnolence. Bientôt, vers le sixième ou septième jour, d'après Gosselin et Fenestre, le malade perd toute connaissance. Les selles deviennent inconscientes ; la miction, d'abord involontaire, cesse et fait place à l'incontinence par regorgement, et le malade meurt dans le collapsus.

Cette terminaison fatale s'observe dans la moitié des cas environ, soit du fait de la maladie elle-même, soit par suite d'une complication. Dans cette forme, en effet, l'adultération sanguine par le streptocoque est la règle, pouvant ainsi engendrer des complications cardiaques, rénales, etc., ou même engendrer la pyohémie, qui est une des terminaisons possibles de l'érysipèle adynamique.

On avait décrit également une forme spéciale d'érysipèle sous le nom d'érysipèle bilieux. Mais cette coïncidence de l'érysipèle et de l'ictère est plutôt accidentelle. On l'observe principalement dans les saisons chaudes et humides, où l'ictère catarrhal semble plus fréquent. Nous verrons plus loin, à propos des modifications exercées par l'érysipèle sur la virulence du *bacterium coli* intestinal, l'explication probable de cette complication.

Les caractères physiques de l'éruption ont donné lieu à la création d'un grand nombre de formes. Parmi elles se trouve l'érysipèle blanc, forme curieuse, qui ne s'observe guère que chez les cachectiques et qui consiste en une tuméfaction douloureuse progressive, sans aucune rougeur, la peau ayant plutôt l'aspect blafard des œdèmes brightiques. Nous avons rapporté un cas de cette rare affection, dans lequel nous avons donné la démonstration bactériologique de la nature érysipélateuse de la lésion.

Quant à l'érysipèle œdémateux, il n'a pas de physionomie propre. On confond sous ce nom l'érysipèle qui intéresse les parties à tissu cellulaire lâche et s'accompagne d'un œdème considérable et celui qui frappe les parties déjà œdématiées à la suite d'une affection cardiaque ou rénale. L'apparition de phlyctènes est trop peu importante pour permettre la création d'une forme d'érysipèle bulleux ou phlycténoïde.

Quant à l'érysipèle hémorrhagique, on confond sous ce nom deux formes absolument distinctes. L'une, insignifiante, consiste dans la production de petites ecchymoses au niveau de la plaque érysipélateuse par suite de la rupture de quelque petit vaisseau sanguin. Cet accident, sans aucune importance pour le pronostic, peut s'observer au cours des érysipèles les plus bénins. Il est néanmoins plus fréquent chez les cachectiques.

Tout autre est la signification d'ecchymoses apparaissant dans les parties du corps éloignées de la lésion locale. Il s'agit alors d'un véritable purpura secondaire, lié à l'infection sanguine par le streptocoque. M. Verneuil, à propos d'un cas de ce genre, compare cette forme aux fièvres éruptives hémorrhagiques. Ces cas très rares sont graves, non pas du fait de l'érysipèle, mais de celui du purpura streptococcique greffé sur lui.

La marche de la progression de la plaque érysipélateuse a fait créer les termes d'érysipèle serpigineux, ambulant, erratique, par opposition à l'érysipèle fixe, qui constitue la variété ordinaire. De fait, la plaque érysipélateuse peut s'accroître de toutes les manières différentes. Tantôt, elle s'étend par poussées, formant non une traînée, mais des plaques confluentes, à bords déchiquetés : c'est la forme serpigineuse de Velpeau, plus commune aux membres. Tantôt, abandonnant rapidement les parties qu'elle vient d'atteindre, elle envahit rapidement les parties saines, ne formant plus qu'une bande se déplaçant rapidement et séparant les parties non encore envahies des points déjà guéris. Tel est l'érysipèle ambulant, en général très superficiel et dont la gravité n'est due qu'à son étendue. Enfin, les plaques peuvent apparaître isolées les unes des autres et ne confluer que secondairement. Cette forme clinique, que l'on désigne sous le nom d'érysipèle erratique, vague, multiple, a été constatée par des observateurs tels que Verneuil, Franck. Néanmoins, elle est peu compréhensible au point de vue pathogénique. Elle doit contenir deux ordres de faits. Dans le premier, il s'agit d'une inoculation multiple ou d'une auto-contagion ; dans le second, comme dans le cas de Verneuil, la propagation s'est faite par les lymphatiques, sans amener de phénomènes subjectifs ou objectifs.

Enfin, on a décrit comme une forme particulière l'érysipèle terminal, qui n'emprunte sa particularité qu'en ce qu'il constitue l'accident suprème de la période terminale d'une maladie cardiaque, hépatique ou d'une cachexie quelconque. C'est la manifestation d'une infection sur un terrain qui n'est plus capable de se défendre, une manière de mourir pour un organisme chancelant, dont les jours sont comptés. Mais, néanmoins, la maladie ne présente, dans son évolution et sa manière d'être, rien de particulier qui puisse motiver la création d'une forme spéciale.

CHAPITRE VIII

ÉRYSIPÈLE DES NOUVEAU-NÉS

Si l'érysipèle chez les nouveau-nés est bactériologiquement semblable à celui de l'adulte et reconnaît, comme ce dernier, le streptocoque comme microbe pathogène, il n'en est pas moins vrai que, par ses particularités étiologiques, cliniques et anatomopathologiques, il mérite une place à part dans la nosographie de cette maladie.

L'enfant du premier âge peut, en effet, comme l'adulte, contracter un érysipèle par inoculation en quelque point que ce soit de la surface cutanée. Yot a consacré une bonne thèse à l'étude de ces cas, qui se rapprochent de l'érysipèle ordinaire, sauf quelques particularités sur lesquelles nous reviendrons. Mais, à sa naissance, l'enfant, comme la mère du reste, présente une solution physiologique de continuité qui peut servir de porte d'entrée au streptocoque. C'est, en effet, au niveau de la plaie produite par la chute du cordon ombilical que débute cette forme terrible de l'érysipèle.

Mais, néanmoins, si la solution de continuité est constante, il faut, pour la production de l'érysipèle, la réunion de plusieurs autres facteurs : un terrain propice et l'apport d'un germe. Ce dernier terme,

Dans d'autres cas, la symptomatologie est bien moins accusée. Le gonflement existe presque seul, la rougeur est peu intense. Malgré la gravité de l'affection, les symptômes généraux ne sont pas très marqués; parfois, on note une absence totale d'élévation thermique. Il semble que l'organisme affaibli se laisse envahir par le parasite, sans présenter la moindre réaction. En effet, malgré leur allure moins bruyante, ces cas sont encore plus rapidement mortels que ceux de la classe précédente. Parfois, la mort peut être encore hâtée par l'apparition de complications viscérales, analogues à celles que nous étudierons, comme pouvant s'observer au cours de l'érysipèle ordinaire, mais qui se présentent, chez les nouveau-nés, avec des caractères de fréquence et de gravité beaucoup plus accusés. C'est d'abord la péritonite suppurée, qui coïncide fréquemment avec l'érysipèle ombilical et reconnaît pour cause le même micro-organisme. D'autres fois, c'est la séreuse péricardique ou pleurale qui est le siège d'une vaste collection purulente. Enfin, l'adultération sanguine par le microbe étant, comme nous le verrons, la règle dans l'érysipèle des nouveau-nés, l'érysipèle peut se comporter comme une véritable septicémie et donner lieu à des arthrites purulentes, à des thromboses veineuses, intéressant parfois les sinus de la dure-mère, comme Schwebel en a rapporté un exemple.

La mort peut être aussi le résultat d'une infection intercurrente. L'enfant athrepsié est, en effet, une proie facile pour les micro-organismes, et la diarrhée verte, la broncho-pneumonie, le muguet, peuvent hâter la terminaison fatale, le plus souvent inéluctable.

Les cas de guérison sont très rares, exceptionnels,

et le plus souvent elle ne s'obtient qu'après une série d'accidents qui mettent à nouveau la vie de l'enfant en danger. Ainsi que l'ont signalé Bouchut, Fredet, Vincent, Hénoch, on voit apparaître, au niveau des points envahis par l'érysipèle, des collections purulentes, parfois très volumineuses, parfois, au contraire, très petites et très nombreuses, qui nécessitent l'intervention chirurgicale et se terminent souvent par l'établissement de petites fistules, dont la suppuration vient encore miner cet organisme défaillant. Mais, dans les cas heureux, la suppuration tarit, et la convalescence est alors rapide.

Il est curieux de noter que, soit que l'érysipèle guérisse à son début, qu'il avorte en un mot, soit que la guérison ne soit obtenue qu'après l'évolution complète de la maladie, une suppuration localisée à l'ombilic dans le premier cas, disséminée dans le second, est pour ainsi dire constante de la terminaison heureuse. Les auteurs dont nous avons cité plus haut les noms veulent y voir un symptôme critique. Nous verrons que l'anatomie et la physiologie pathologiques nous donneront une interprétation plus scientifique de ce fait.

Les lésions que présente à l'examen microscopique l'érysipèle des nouveau-nés diffèrent, en effet, sensiblement de celles de l'érysipèle ordinaire. On note particulièrement : une différence dans le siège anatomique et une absence presque complète de réaction cellulaire.

Nous avons vu, en effet, que, chez l'adulte, c'était principalement au niveau de la couche sous-papillaire du derme que l'on rencontrait en plus grand nombre le streptocoque pathogène. La couche profonde du derme l'est également, mais à un degré variable. Enfin, le tissu cellulaire sous-cutané n'est jamais que secondairement et faiblement intéressé dans les cas les plus purs.

Chez le nouveau-né, c'est, au contraire, ce tissu qui semble primitivement atteint. C'est là le siège presque exclusif des bactéries. C'est à peine si l'on en rencontre de petits amas dans la couche profonde du derme. De toutes manières, le corps papillaire et la couche moyenne du tissu dermique en sont complètement indemnes.

Dans le tissu sous-cutané, les streptocoques sont systématisés de la manière suivante : très abondants dans les traînées celluleuses qui séparent les uns des autres les petits lobules adipeux, au point de les faire paraître uniformément violettes à un faible grossissement, ils ne pénètrent pas très profondément dans l'épaisseur même des lobules. A ce niveau, leur siège est toujours intercellulaire ; nous n'avons pas pu en rencontrer dans l'intérieur des vésicules graisseuses. Les vaisseaux lymphatiques du tissu sous-cutané en sont complètement remplis et apparaissent comme des taches violettes à un faible grossissement. Sur la coupe des vaisseaux sanguins, on aperçoit quelquefois une ou deux chaînettes, mélangées aux hématies, alors que, dans le tissu cellulaire lâche qui forme la tunique externe des artères, on les rencontre aussi abondantes que dans les lymphatiques.

A un fort grossissement, on reconnaît que les parois et principalement la tunique externe des vaisseaux lymphatiques ne sont pas épargnées· et présentent une infiltration microbienne qui semble les avoir envahies de dehors en dedans. On reconnaît également que, contrairement à ce que nous avons signalé dans l'érysipèle ordinaire, les microbes sont tous situés hors des leucocytes, même à l'intérieur des vaisseaux lymphatiques.

Du reste, si l'on étudie les lésions histologiques provoquées par la présence de ces nombreux micro-organismes, on est obligé de convenir qu'elles sont presque complètement nulles. Nulle part on ne rencontre d'infiltration leucocytaire diffuse, comme dans l'érysipèle de l'adulte, nulle part de prolifération des cellules fixes. Dans les vaisseaux lymphatiques distendus et semblant former de véritables bouchons microbiens, on ne rencontre aucun filament fibrineux colorable par la méthode de Weigert. Si l'on remonte aux ganglions où ils se rendent, on ne les trouve que faiblement engorgés. En un mot, malgré la gravité de la maladie, il semble, sur une coupe où les microbes ne sont pas colorés, qu'il s'agit là d'une coupe de peau normale un peu œdématiée. L'organisme indifférent se laisse envahir par le parasite, sans présenter aucune résistance.

Cette absence complète de réaction de la part des tissus intéressés nous donne la clef des différentes particularités que nous avons signalées.

Les microbes, en effet, ne rencontrant aucune résistance, prolifèrent en abondance, sont drainés par les lymphatiques, et, au lieu d'y être détruits par digestion intra-cellulaire, ils traversent facilement les gang ions et, par les voies naturelles, sont déversés en abondance dans la circulation sanguine, produisant ainsi l'infection générale massive. Cela nous explique la fréquence relative des accidents viscéraux à distance et la rapidité de la terminaison fatale, la maladie so comportant parfois comme une véritable septicémie.

Une autre particularité clinique, sur laquelle nous avons insisté plus haut, peut être également expliquée par cette absence habituelle de réaction et le siège anatomique des microbes. En effet, cette indifférence de l'organisme est l'indice de l'état de déchéance profonde des fonctions vitales que l'on rencontre principalement chez les enfants athrepsiés ; il est de règle que c'est surtout sur eux que sévissent les épidémies d'érysipèle. Mais que les tissus réagissent normalement, que les leucocytes diapédèsent en grand nombre, le tableau ne sera plus le même. Ainsi que nous le verrons plus tard, l'érysipèle a de grandes tendances à suppurer lorsqu'il envahit le tissu adipeux sous-cutané ; aussi, chez les nouveau-nés, lorsque l'organisme se défend énergiquement, la suppuration est-elle la règle, ainsi que nous l'avons vu. Si la diapédèse est abondante dès le début de l'affection, elle peut arriver à circonscrire l'érysipèle, à le faire avorter pour ainsi dire, en le transformant en un phlegmon péri-ombilical. Si, au contraire, elle est moins précoce ou moins efficace, elle amène la production de ces abcès disséminés que nous avons signalés au déclin de la maladie, dans les cas de terminaison heureuse.

Ainsi s'explique naturellement, par la physiologie pathologique, la presque nécessité de la suppuration pour la guérison de l'érysipèle des nouveau-nés.

Il est plus difficile de donner une explication plausible de cette localisation étroite de l'érysipèle au tissu sous-cutané. Il est probable que l'inoculation ne se faisant pas à la superficie de la peau, mais bien dans sa profondeur, la propagation s'effectue dans la couche où le microbe a été apporté. Cette indépendance des réseaux lymphatiques de la couche papillaire et de la couche sous-cutanée est intéressante à signaler, car inversement, dans certains cas, le premier peut également être et rester le seul intéressé par l'infection.

L'érysipèle traumatique des autres parties du corps des enfants nouveau-nés participe à la fois de l'érysipèle de l'adulte, dont il se rapproche par son étiologie, son siège anatomique et sa marche, et de l'érysipèle que nous venons de décrire, auquel il emprunte sa gravité. Le nouveau-né présente toujours, en effet, une résistance moindre à l'infection.

Il faut noter également la tendance de ces érysipèles aux suppurations circonscrites et multiples, probablement en raison de la minceur du derme, et à la gangrène mécanique, surtout si la maladie s'étend au scrotum ou aux grandes lèvres. Aussi le pronostic de l'érysipèle à cet âge est-il toujours grave.

CHAPITRE IX

ÉRYSIPÈLE A RÉPÉTITION

La description clinique de l'érysipèle à répétition est des plus simples et l'intérêt que présente cette forme est surtout emprunté à son étiologie et surtout à sa pathogénie.

L'érysipèle dit de retour, ou érysipèle redux, forme la transition entre l'érysipèle ordinaire et l'érysipèle à répétition. C'est au déclin d'une infection érysipélateuse franche ; la défervescence fébrile a eu lieu et les symptômes généraux se sont amendés. Localement, les signes de l'inflammation locale ont disparu, la desquamation seule n'est pas complètement terminée. Brusquement, un nouveau frisson survient et toute la partie primitivement envahie par l'érysipèle redevient rapidement chaude, tuméfiée et douloureuse. Rarement, bien que nous l'ayons observé, les limites de cette rechute dépassent celles de l'affection première. Tous les symptômes locaux et généraux de l'érysipèle font leur réapparition ; mais le plus souvent l'évolution est beaucoup plus rapide. Une nouvelle défervescence a bientôt lieu, après un court plateau thermique, qui présente toujours une tendance descendante ; les phénomènes généraux et locaux disparaissent aussi rapidement que leur apparition avait été brusque, et la convalescence s'établit définitivement, le plus souvent sans accident.

Cette description s'applique de tous points à l'érysipèle à répétition. Apparition très brusque des symptômes chez un individu ayant déjà présenté un ou plusieurs érysipèles, extension en quelques heures de la lésion locale à toutes les parties déjà envahies, évolution très rapide, telles sont les principales particularités de cette forme fréquente d'érysipèle. Puis, à mesure que les récidives deviennent plus nombreuses, les symptômes généraux sont de moins en moins accentués, et, au bout d'un certain temps, tout se borne à une inflammation cutanée, sans grand retentissement général. En somme, prédisposition locale, immunité générale, telle semble être, d'après M. Jaccoud, la loi qui préside à l'évolution clinique de l'érysipèle à répétition.

La suppuration circonscrite n'est pas rare au déclin de cette forme d'érysipèle; enfin, on observe fréquemment une tuméfaction de la partie atteinte, qui persiste après la disparition des symptômes inflammatoires. Cette tuméfaction, qui augmente après chaque nouvelle poussée aiguë, peut atteindre des proportions considérables, au point de présenter les signes d'un véritable éléphantiasis, sur la pathogénie duquel nous aurons à revenir.

Quelle est l'origine de ces érysipèles répétés? S'agit-il chaque fois d'une nouvelle contagion, ou le malade porte-t-il avec lui le germe nécessaire à sa réinfection; et, dans ce dernier cas, quelles sont les conditions de ce véritable parasitisme latent? Tel est le problème d'un puissant intérêt, à la fois théorique et pratique, dont nous devons chercher ici la solution.

Nous avons parlé, au chapitre de l'étiologie, de la prédisposition spéciale de certains individus à contracter l'érysipèle toutes les fois qu'ils étaient exposés à la contagion. Mais cette prédisposition est générale et ces récidives peuvent porter, et portent habituellement, sur des parties très différentes du corps. Aussi ne s'agit-il pas ici du véritable érysipèle à répétition, dont le caractère spécifique est de récidiver dans des points déjà envahis. On observe quelquefois plusieurs érysipèles chez le même individu, lorsqu'il s'expose à diverses reprises à la contagion, tout en étant porteur d'une porte d'entrée chronique, telle qu'un ulcère variqueux, un eczéma; de pareils faits sont incontestables, mais ils sont relativement rares et n'expliquent pas les cas, beaucoup plus nombreux où l'érysipèle réapparaît sans que l'individu atteint ait eu le moindre rapport avec des malades capables de lui transmettre le germe.

Il faut donc admettre (et tous les auteurs sont unanimes à le faire) que, entre les diverses atteintes, le streptocoque vit en parasite dans l'organisme, attendant une occasion favorable de produire une nouvelle infection aiguë. Mais il reste le problème de son habitat durant ces intervalles, que nous allons étudier en détail. M. le professeur Verneuil, qui a créé le parasitisme microbien latent et attiré le premier l'attention sur l'intéressante pathogénie de l'érysipèle à répétition, admet, un peu à contre-cœur peut-être, que les germes persistent exclusivement sur la peau ou dans les cavités naturelles du corps et qu'il est nécessaire d'une solution de continuité pour déterminer la pénétration du microbe dans l'organisme et provoquer un nouvel érysipèle. Quant à la persistance du microbe dans la lymphe et les espaces conjonctifs, il ne la repousse que faiblement, comme non encore démontrée par des faits.

Beaucoup plus absolue est l'opinion des auteurs de l'article du dictionnaire de Dechambre, qui admettent comme constante l'extériorité des *spores* du streptocoque et, s'appuyant sur sa nature aérobie, rejettent *à priori* l'hypothèse de sa persistance dans la profondeur des tissus : « On ne supposera pas que la bactérie pathogène peut rester à l'état latent pendant un temps plus ou moins long, quand on saura qu'elle est aérobie et ne peut vivre au delà de quatre ou cinq jours dans la peau. Cette vitalité si précaire exigerait une prolifération continue, un renouvellement successif des micrococci, pour que l'on puisse songer à leur présence cachée dans l'intimité des tissus. Cette hypothèse ne supporte pas l'examen. »

Malheureusement pour cette intransigeante affirmation, les deux prémisses sur lesquelles elle s'appuie sont erronés, le streptocoque, ainsi que nous l'avons dit plus haut, vivant plus longtemps à l'abri de l'air qu'à son contact et pouvant parfaitement, même sans produire de spores, ce dont il est incapable, conserver dans les milieux albumineux une vie latente ne nécessitant nullement une prolifération continue.

Ce que nous avons dit de la distribution du streptocoque à la surface du corps peut facilement nous faire admettre que certains érysipèles à répétition proviennent d'un changement dans le rapport entre la résistance organique et la virulence d'un microbe végétant à la surface de la peau, ou plus fréquemment d'une muqueuse. C'est ainsi que l'on peut concevoir la pathogénie des érysipèles dont le point de départ est le pharynx, l'angle interne de l'œil, le pavillon de l'oreille. Le streptocoque qui leur donne naissance a été désigné, par M. le professeur Verneuil, sous les noms de pharyngicole, nasicole, auricole.

Mais l'influence de cette variation de virulence est beaucoup plus nette lorsque la présence du streptocoque a produit déjà des effets pathogènes, tels, par exemple, que l'entretien d'une fistule purulente, ainsi qu'on le trouve rapporté dans nombre d'observations. Dans ce cas, le point de départ constant de l'érysipèle consiste en une fistule consécutive à une plaie, un abcès dans le pus duquel on retrouve un streptocoque, souvent peu virulent, et produisant un abcès par inoculation aux animaux.

M. Verneuil cite un certain nombre de cas se rapportant à des fistules de l'anus ou à des suppurations osseuses entretenues par la présence d'un séquestre. Les observations que nous avons pu recueillir ont surtout trait à des plaies par armes à feu ou à des dacryocystites chroniques. Cette dernière maladie est presque toujours liée à la présence d'un streptocoque d'une virulence faible, qui, par son exaltation, peut donner lieu aux érysipèles fréquents qui compliquent cette maladie et parfois même la guérissent. Ces faits, que nous avions signalés dans un mémoire couronné par l'Académie de médecine en 1890, ont été corroborés par une très intéressante observation de Parmentier, relatée dans la thèse de Cachera.

Nous voyons donc que, de toutes manières, l'origine externe du germe dans la pathogénie de l'érysipèle à répétition, rendant nécessaire, dans la plupart des cas, l'existence d'une porte d'entrée effractive, a encore la part belle, bien que nous croyions qu'elle ne

peut expliquer tous les cas. M. Verneuil lui-même
rapporte un cas inexplicable de cette manière et nous
en avons observé plusieurs dont on ne pouvait comprendre la pathogénie qu'en admettant la persistance,
dans l'intimité des tissus, du germe pathogène, en-
tré la première fois à la suite d'une véritable effraction.

Et d'abord les faits sont fréquents qui établissent
une naturelle transition entre les cas d'origine interne
et ceux d'origine externe. Ce sont ceux où une fistule,
point de départ d'érysipèles répétés, se cicatrise, sans
que les érysipèles cessent de récidiver au niveau de
la cicatrice. Une observation de ce genre est rapportée
par Thomas, et nous rapportons nous-même un fait
de ce genre absolument typique. Il s'agissait d'un
vieux capitaine, blessé à l'épaule d'un coup de feu
pendant la guerre de 1870. Depuis, il avait eu onze
érysipèles, qui avaient toujours eu pour point de départ
un petit trajet fistuleux ayant persisté après la guérison de la blessure. Lorsque nous le vîmes la première
fois, il venait se faire soigner de sa douzième atteinte.
Son derme et le pus de sa fistule contenaient un streptocoque de virulence semblable et provoquant l'érysipèle par inoculation à l'oreille du lapin. Cherchant à
atteindre le mal dans sa cause, nous injectâmes pendant une quinzaine de jours une solution de chlorure
de zinc dans sa fistule, qui, au bout d'un mois, était
complètement cicatrisée. Nous le revîmes au bout de
deux ans, atteint de son treizième érysipèle. La cicatrice n'était nullement rompue et son tégument
externe ne présentait pas la moindre porte d'entrée.
Nous étions donc autorisé à croire que le streptocoque avait été enfermé au-dessous de la cicatrice et

que, d'externe, l'origine de son érysipèle était devenue interne.

La possibilité de cette latence absolue d'un microbe dans l'intérieur des tissus est, en effet, parfaitement admissible si l'on songe aux particularités de l'évolution vitale des bactéries. Ces dernières, en effet, ne meurent pas à la suite d'un cycle dont la durée maxima semble toujours la même pour une espèce donnée, comme cela s'observe dans les organismes plus compliqués. Elles se tuent ou on les tue. Si les causes de destruction manquent, ainsi que les causes de prolifération, elles peuvent vivre pendant très longtemps à l'état adulte, même en dehors de la production de formes durables ou spores, comme M. Duclaux l'a admirablement démontré pour les levures. Elles n'ont alors besoin, pour reprendre toutes leurs propriétés, que d'un rajeunissement dans un milieu propice, et après ce long hibernage, qui peut durer plus de quinze ans, elles se montrent ferments aussi actifs que des cultures récentes. Ainsi se passent les choses *in vitro*. Peut-il en être de même dans l'organisme ? Les causes de mort pour le streptocoque sont de deux ordres : la rétention de ses produits de sécrétion et surtout la réaction de l'organisme. Or, la dialyse animale, en entraînant et détruisant les produits microbiens, le met à l'abri du premier danger, danger grave, puisque c'est à lui seul qu'il faut attribuer la mort des cultures. Quant à la réaction organique, les faits que nous rapportons plus loin prouveront, mieux que toute théorie, qu'elle n'est pas aussi fatale qu'on pourrait le croire. Le streptocoque peut donc, lorsque rien ne sollicite sa vitalité et sa puissance prolifératrice, vivre à l'état latent dans l'organisme ; cette idée n'est contraire à aucune des lois fondamentales de la biologie générale.

Nous n'irons pourtant pas aussi loin que M. Leroy (de Lille), qui a cru pouvoir expliquer la pathogénie des érysipèles à répétition par l'évolution vitale elle-même du streptocoque. Or, cette reviviscence *in vitro* nous semble trop peu démontrée pour que l'on puisse songer à en tirer des applications à la clinique.

Du reste, les auteurs les plus partisans de l'extériorité du germe dans l'érysipèle à répétition sont obligés d'avouer qu'il est difficile de séparer cette forme de l'érysipèle de retour, auquel il est cliniquement semblable, ainsi que nous l'avons vu au début de ce chapitre. Or, l'on est obligé d'admettre pour ce dernier la persistance du germe dans les tissus et le réveil de sa virulence, un instant atténuée, donnant lieu à une seconde atteinte, le plus souvent plus bénigne que la première. La clinique enseignant que l'érysipèle redux peut apparaître jusqu'à dix ou quinze jours après la disparition de la rougeur cutanée, on est donc bien obligé d'admettre que la destruction complète du streptocoque n'est pas aussi rapide que certains auteurs le prétendent. Expérimentalement du reste, par le procédé que nous avons indiqué, nous avons pu réveiller un peu la virulence du streptocoque quatorze jours après la guérison d'un érysipèle de l'oreille du lapin.

Ce que nous connaissons de l'anatomie pathologique de l'érysipèle nous autorise à supposer que c'est dans ces lymphatiques, dernier séjour des streptocoques dans le derme, que ces derniers persistent, sauf à envahir à nouveau les tissus si une cause nouvelle vient à les réveiller. Or, nous avons constaté *de visu* cette présence du streptocoque en masse dans les vaisseaux lymphatiques longtemps après tout accident inflammatoire. Dans un point qui était le point de départ d'érysipèles répétés, dont le dernier remontait à deux mois, nous avons trouvé, le malade ayant été emporté par des accidents urémiques, les vaisseaux lymphatiques de toute l'épaisseur du derme complètement obturés par des bouchons de streptocoques, sans que l'on puisse constater la présence d'un seul leucocyte autour du vaisseau, ni même dans son intérieur. Bien plus, dans le tissu pulmonaire, alors que les accidents de ce côté remontaient à deux mois et demi, tous les lymphatiques étaient très finement injectés par des colonies de streptocoques, sans que tout autour d'eux on ne constate d'autre réaction qu'un peu de sclérose.

Ce fait positif suffirait à réduire à néant les objections *à priori* à la latence vraie des germes dans l'intimité des tissus. On comprend que, de ce quartier général, le streptocoque puisse toujours envahir l'organisme, toutes les fois que ce dernier sera en situation de lui offrir un bon milieu de culture.

Aussi croyons-nous que nous pouvons formuler l'aphorisme suivant : la cause prédisposante de l'érysipèle à répétition réside dans la persistance du streptocoque soit à la surface de la peau ou des muqueuses, soit dans l'intimité des tissus.

Dans ce dernier cas, la solution de continuité à la peau ne devient plus nécessaire et, de fait, elle manque souvent dans l'érysipèle à répétition. Les faits négatifs, dans cet ordre d'idée, sont rarement livrés à la publicité, les investigateurs craignant d'être taxés de négligence ou de manque de perspicacité.

A la face, on peut toujours arguer d'une éraillure muqueuse invisible, d'un début par le nez, les conduits lacrymaux, le pharynx, etc. Aussi les observations portant sur cette partie du corps sont-elles à juste titre sujettes à caution. Mais on ne peut faire les mêmes objections lorsqu'il s'agit des membres, ainsi que nous en avons rapporté des exemples, après Forget, Costallat, Danlos, Béhies, Obé, etc. Dans les cas d'éléphantiasis également, les auteurs notent expressément dans les érysipèles, si fréquents à ce niveau, l'absence absolue de toute solution de continuité.

Quant à la cause occasionnelle de chaque atteinte, nous retombons dans cette étude si ardue des variations de virulence et de vitalité du micro-organisme. Aussi n'avons-nous pas l'espérance de trouver et de démontrer la filiation entre l'effet et les causes que nous fournit la clinique.

Comme nous allons le voir, elles sont d'un ordre qui échappe complètement à l'expérimentation.

En premier lieu vient la menstruation. Chez la femme, en effet, c'est elle qui engendre le plus grand nombre d'érysipèles à répétition. Mais comment peut-on expliquer son action? M. le professeur Verneuil invoque les éruptions d'herpès qui apparaissent fréquemment à cette époque et voit là une porte d'entrée périodique à l'infection. Mais cette explication ne saurait être généralisée et nous avons vu nombre de cas d'érysipèles menstruels sans coïncidence d'herpès. Il semble plutôt que ce soit à l'éréthisme, à l'état organique et psychique particulier aux époques, que l'on doit attribuer leur influence sur l'apparition de l'érysipèle, ainsi que sur la production des autres affections cutanées, ainsi que le fait remarquer M. Danlos. En effet, les autres causes occasionnelles que la clinique peut relever dépendent également de perturbations du système nerveux, dont M. Roger a démontré le rôle important dans la production des érysipèles. La plupart des malades, avec une unanimité qui entraîne la conviction, attribuent la réapparition de leur érysipèle à des émotions morales, des chagrins et surtout des colères. On peut évidemment se demander quelle peut être l'influence de ces états sur la virulence du streptocoque, ou plutôt sur la résistance organique. Mais la clinique parle plus haut que la théorie.

Du reste, ces faits ne sont pas isolés dans l'histoire des maladies microbiennes. Wright a démontré, par des observations, le rôle des émotions dans l'infection puerpérale. De tous temps, les chirurgiens militaires ont noté la plus grande résistance des soldats victorieux à l'érysipèle et à la pyohémie. Enfin, et surtout, nous pouvons invoquer l'analogie avec l'ictère émotif que les pathologistes actuels rangent parmi les ictères catarrhaux de cause microbienne. Ceci nous démontre une fois de plus que les anciennes données étiologiques médicales demandent plutôt à être expliquées que remplacées.

En dehors de ces étiologies embarrassantes, on rencontre quelques cas où la réapparition de l'érysipèle semble reconnaître pour cause un chancellement de la santé, comme, par exemple, un état gastrique ou une diarrhée, qui nous semble être plutôt cause qu'effet.

Il arrive du reste souvent un moment où la moindre cause amène le retour de l'érysipèle. M. Verneuil rapporte l'observation d'une personne qui présenta plus de 115 érysipèles. Un tel chiffre est rare; mais celui de 25 à 30 est des plus communs.

L'anatomie pathologique des attaques aiguës de l'érysipèle à répétition ne présente aucune particularité. Mais, outre la présence fréquente du streptocoque dans les vaisseaux lymphatiques entre les attaques, on comprend facilement que ces inflammations répétées exercent une influence sur la constitution anatomique des parties qui en sont le siège. Aussi, après plusieurs attaques, souvent même après la première, on observe une persistance de la tuméfaction cutanée qui survit aux autres symptômes, tuméfaction qui, après plusieurs atteintes, augmente dans des proportions assez considérables pour amener une véritable difformité ou même infirmité. On est alors en présence d'un véritable éléphantiasis d'origine streptococcique.

Ces cas sont fréquents, et, s'ils ont été passés longtemps sous silence, c'est grâce à l'homogénéité que l'on accordait au groupe éléphantiasis et au rôle exclusif que l'on avait voulu faire jouer à la filariose dans sa pathogénie. Les cas d'éléphantiasis *nostras* ne laissaient pourtant pas d'embarrasser les pathologistes. M. Besnier put cliniquement en distinguer plusieurs espèces, et les travaux de M. Renaut démontrèrent que certains éléphantiasis n'étaient autres que des œdèmes lymphatiques, s'accompagnant de dermite chronique.

Du reste, la coïncidence des poussées érysipélateuses et de l'œdème chronique avait depuis longtemps frappé les pathologistes; mais, malgré les travaux de Renaut, de Jeanselme, la relation causale entre les deux faits était mal établie, et l'érysipèle semblait plutôt le résultat d'une prédisposition créée par l'œdème que la cause de ce dernier.

Voici, en général, comment évolue la maladie : après un ou plusieurs érysipèles, les parties atteintes présentent, après la disparition des phénomènes aigus, l'aspect décrit par Renaut comme lié à l'œdème lymphatique. Cet œdème intéresse la peau et le tissu cellulaire sous-cutané. A la vue, il présente à peu près les mêmes caractères que l'œdème veineux, mais au toucher, l'impression est absolument différente : au lieu de la sensation pâteuse et de la dépressibilité de l'œdème veineux ou de l'œdème dyscrasique, le doigt ressent une impression d'élasticité et de résistance à peu près semblable à celle de la peau normale doublée d'une couche graisseuse un peu considérable.

Cette élasticité est assez grande pour effacer immédiatement le godet produit par la pression du doigt. La sensibilité est normale à ce niveau, la tuméfaction est indolore ; dans certains cas, néanmoins, en dehors de la gêne apportée par le volume et le poids de la partie atteinte, les malades ressentent une certaine tension douloureuse, qui augmente par la marche si l'œdème occupe les membres inférieurs.

La déclivité n'exerce aucune action sur la production ou le volume de ces œdèmes. Ils peuvent occuper toutes les parties du corps, mais prédominent, bien entendu, dans les points qui sont le siège de prédilection de l'érysipèle. Aussi les observe-t-on le plus souvent aux membres inférieurs, à la face et plus spécialement aux paupières et au pavillon de l'oreille.

L'évolution de la maladie est lente. Rarement bien marqué après un seul érysipèle, l'œdème augmente après chaque poussée, régresse rarement et aboutit peu à peu à l'éléphantiasis, par suite de la dermite chronique qui se surajoute à l'œdème.

Anatomiquement, c'est la distension des espaces lymphatiques qui débute. Renaut a insisté sur le grand nombre de globules blancs présents dans la sérosité qui infiltre les espaces dilatés. Plus tard, sous l'influence de cette stase lymphatique, les cellules fixes du tissu conjonctif prolifèrent également et amènent par leur évolution la formation d'un tissu fibreux serré, qui transforme l'œdème mou en œdème dur. D'après Vanlair, c'est surtout dans la couche papilligère du derme que l'on observe ces diverses modifications, décrites avec une admirable précision par Renaut.

La pathogénie de cet œdème est très intéressante et très délicate. Nous nous arrêterons peu à la théorie des auteurs de l'article du dictionnaire de Dechambre : « Au point de vue histologique, il est aisé d'expliquer la pathogénie de cet œdème. J'ai dit que la lésion principale de l'érysipèle était la dermite et j'ai insisté sur l'envahissement du pannicule sous-cutané par l'inflammation. Si cette dernière est vive, de longue durée, il en résulte une transformation en éléments embryonnaires, en même temps que les gouttelettes de graisse se résorbent. Le tissu adipeux et la peau se confondent en une seule masse de tissu jaune où la disposition aréolaire disparaît. »

Le processus ainsi décrit est celui de la terminaison de l'inflammation par induration ; or, nous avons vu que, dans tous les cas d'éléphantiasis, suite d'érysipèle, l'œdème mou précédait la phase d'œdème dur. L'œdème lymphatique ouvre toujours la marche, la dermite fibreuse lui est consécutive. C'est donc du côté des causes de l'œdème lymphatique que nous devons chercher la lésion initiale.

Ainsi que l'a démontré Renaut, les causes de l'œdème lymphatique sont, en général, purement mécaniques et la stase de la lymphe est due à la difficulté de la circulation en retour, par suite d'une lésion des vaisseaux afférents ou d'un obstacle sur leur trajet. La lésion qui engendre l'œdème est donc tantôt un nœud de lymphangite oblitérante, tantôt une sclérose des ganglions lymphatiques, qui, par leur imperméabilité, suspendent la circulation dans les vaisseaux situés en amont.

Or, ainsi que nous l'avons déjà vu, les lymphatiques sont toujours intéressés dans l'érysipèle, puisqu'ils servent au transport de l'agent infectieux. Souvent même, ils sont plus profondément lésés et le streptocoque peut provoquer dans les vaisseaux et les ganglions tous les degrés de l'inflammation, depuis la congestion simple jusqu'à la suppuration. On comprend donc facilement comment, sur un point ou l'autre du trajet lymphatique, il se produise des lésions oblitérantes, pouvant provoquer dans les parties desservies par ce vaisseau une stase lymphatique durable.

Du reste, dans tous les cas que nous avons examinés, on pouvait constater des lésions du côté du système lymphatique, soit sous forme de tuméfaction indurée des ganglions, soit sous forme de lymphangite noueuse, facile à reconnaître sous la peau.

L'examen histologique que nous avons pu pratiquer dans un cas démontre également l'origine lymphatique de la lésion, et nous y avons retrouvé les altérations décrites par Renaut : « la lymphe, coagulée dans les espaces du tissu conjonctif sous forme d'un caillot rose après l'action du carmin, transparent et granuleux, se poursuit dans les espaces interfasciculaires et pénètre, sous forme de trainées, dans les vaisseaux lymphatiques revêtus d'un endothélium continu. »

La transformation en œdème dur se fait insensiblement soit par persistance de l'œdème lymphatique (Renaut), soit par poussées à la suite des lymphangites ou des érysipèles dont la partie lésée est fréquemment le siège. Le tissu œdématié semble, en effet, prédisposé d'une manière toute spéciale à ces inflammations, et c'est à cette prédisposition seule que l'on a attribué longtemps la fréquence de l'érysipèle dans les tissus éléphantiasiques. Mais il faut y ajouter la persistance du microbe lui-même, que nous avons signalée plus haut, à propos de l'érysipèle à répétition. Dans de récentes recherches, M. Sabouraud est venu confirmer notre opinion en apportant cinq nouveaux cas d'éléphantiasis dans lesquels il avait pu isoler le streptocoque.

CHAPITRE X

DE LA SUPPURATION DANS L'ÉRYSIPÈLE

Depuis que Lordereau écrivit, en 1873, sa thèse sur la suppuration dans l'érysipèle, cette question, déjà intéressante au point de vue clinique, s'est agrandie et pour ainsi dire élevée ; car sa pathogénie intime soulève un des problèmes les plus discutés de la pathologie générale microbienne.

En effet, pendant longtemps, la notion de spécificité étroite, qui prévalait en bactériologie médicale, avait fait créer une classe comprenant deux ou trois espèces très disparates de micro-organismes dits pyogènes, en dehors de la présence desquels on ne voulait pas admettre la formation d'une collection purulente. L'idée d'infection secondaire et d'associations microbiennes, dans laquelle se trouve la clef de bien des phénomènes pathologiques, était généralisée à tous les cas et une technique insuffisante la confirmait presque toujours. Aussi, le problème de l'érysipèle suppuré recevait-il diverses solutions. Pour les uns, l'érysipèle phlegmoneux n'était pas un érysipèle vrai, mais un phlegmon à aspect érysipélateux et relevant du microbe spécifique du phlegmon et non du streptocoque de l'érysipèle. D'autres, les plus nombreux, et parmi eux Denucé et les auteurs de l'article *Érysipèle* du dic-

tionnaire de Dechambre, veulent voir dans la suppuration le résultat d'une infection secondaire ou simultanée par un microbe de la suppuration. Dans certains
cas, c'est le *staphylococcus pyogenes aureus* qui est
incriminé ; mais cette constatation peut bien être
expliquée par la présence constante de ce microbe à la
surface cutanée, et une erreur facile de technique peut
lui faire attribuer un rôle pathogène dans des cas où
il végétait simplement à la surface. Rappelons, par
exemple, que Tricomi et Bordoni Unfreduzzi ont voulu
voir dans ce microbe l'agent spécifique de l'érysipèle.

Dans d'autres cas, les auteurs, sacrifiant les faits aux
théories, se sont égarés dans les distinctions subtiles
entre le *streptococcus erysipelatis* et le *streptococcus
pyogenes*, et ont attribué le processus suppuratif à
l'action coadjuvante de ce dernier. C'était un pas vers
la vérité.

Maintenant que la bactériologie s'est un peu dégagée
des limites étroites dans lesquelles la liait l'idée
poussée à l'extrême de spécificité microbienne, on
commence à admettre, ainsi que M. Duclaux l'a toujours prétendu, que les réactions provoquées par les
microbes dans l'organisme ne sont pas toujours fatalement les mêmes, qu'à un même micro-organisme
peuvent correspondre divers groupes symptomatiques
et que, réciproquement, un même ensemble de symptômes pouvait être dû à diverses espèces bactériennes.
Or, pour aucun microbe, cette dernière proposition
n'est aussi vraie que pour le streptocoque, ainsi que
nous l'avons vu plus haut. Il ne répugne donc nullement à l'esprit d'admettre que la suppuration, dans
l'érysipèle phlegmoneux, est due à l'agent même de
l'érysipèle.

Tous les faits, du reste, que nous avons été à même d'observer viennent confirmer cette opinion, et dans certains cas, dont nous parlerons tout à l'heure, la virulence était encore assez considérable pour provoquer l'érysipèle par inoculation à l'oreille du lapin. Dans aucun pus provenant d'une suppuration érysipélateuse nous n'avons rencontré de micro-organismes étrangers, et, si certains abcès consécutifs à l'érysipèle sont dus à une infection secondaire, ils constituent certainement une infime minorité.

Du reste, en quoi consiste cette distinction que l'on veut faire capitale entre le processus phlegmoneux et le processus érysipélateux? Dans les deux cas, il y a diapédèse et exsudation séreuse; mais, dans le phlegmon, la fibrine, en se coagulant dans l'intérieur des tissus enflammés, y retient les éléments figurés qui y prennent naissance ou y sont apportés par la circulation. Dans l'érysipèle, au contraire, la fibrine n'étant pas coagulée, la sérosité draine les espaces conjonctifs et entraîne dans les voies lymphatiques cellules et microbes. Or, la coagulation de la fibrine étant due à l'action d'un ferment probablement diastasique, la seule différence entre les deux processus consiste dans la présence et l'action, dans le premier cas, d'un ferment absent ou inactif dans le second.

On peut, du reste, sur des coupes d'érysipèles phlegmoneux, constater la coexistence des deux processus à côté l'un de l'autre.

Dans ces cas-là, la collection du pus et la formation de l'abcès sont dues, ainsi que nous croyons l'avoir démontré dans un autre travail, à l'action de diastases apportées probablement par les cellules de l'organisme, qui, dissolvant la gélatine qui compose les travées conjonctives et la fibrine coagulée qui obture leurs mailles, permettent la réunion des cellules et des microbes en un magma liquide. Ce dernier progresse le plus souvent vers l'extérieur par la digestion progressive des couches qui l'en séparent. Nous n'insisterons pas ici sur le rôle possible de l'acidité du pus, ni sur l'aspect spécial que prend, après coloration par la méthode de Weigert, la fibrine coagulée qui marque la zone de progression des abcès, coloration que nous attribuons aux diastases fixées par elle et agissant comme mordant.

Ces faits n'appartiennent pas d'une manière exclusive, croyons-nous, aux suppurations érysipélateuses.

Mais, s'il est évident que, dans la plupart des cas, la suppuration dans l'érysipèle est due au streptocoque érysipélateux lui-même, il est plus difficile de déterminer quelles sont les circonstances amenant cette modification dans le processus habituel.

Parmi elles, les unes appartiennent au terrain, les autres à l'agent pathogène lui-même.

Du côté de l'organisme atteint, le point envahi par l'érysipèle a une grande importance. On sait combien sont fréquents les abcès des paupières, au cours de l'érysipèle de la face. Toutes les parties au niveau desquelles la peau très mince est doublée d'un tissu cellulaire lâche, formant presque bourse séreuse, présentent la même prédisposition. Le scrotum, le fourreau de la verge, l'extrémité du coude, sont souvent le siège de petits abcès érysipélateux.

Il se produit à ce niveau une distension très douloureuse de la peau et des mailles sous-cutanées, distension pouvant être assez considérable pour faire craindre la gangrène d'origine mécanique, dont nous parlerons dans le chapitre suivant. Puis la douleur devient gravative, la tension diminue et l'on se trouve en présence d'une petite collection purulente qu'il suffit d'évacuer pour obtenir rapidement une cicatrisation complète.

Ce ne sont là que de petits accidents peu importants de l'érysipèle. Liés à une cause purement locale, ils reconnaissent probablement pour cause, le ralentissement du courant lymphatique dans le tissu cellulaire distendu et dont les voies d'écoulement ne sont pas suffisantes à drainer le sérum, appelé en trop grande abondance dans ses mailles.

De ce ralentissement résulte la coagulation de la fibrine; de la coagulation, l'abcès.

Parfois, de causes également locales résultent des désordres plus étendus. C'est principalement dans les points où la peau présente un derme très mince, se confondant par sa partie profonde avec un pannicule adipeux très développé. On rencontre cette disposition anatomique au niveau de la face antérieure de l'avant-bras et surtout de la face antérieure de la cuisse. A ce niveau, les vastes décollements phlegmoneux sont fréquents et, principalement à la cuisse, il est rare de voir des érysipèles de quelque intensité se terminer heureusement, sans la formation d'un abcès.

Cette suppuration se présente avec des caractères cliniques assez particuliers. Après avoir présenté ses caractères habituels, sauf néanmoins la présence du bourrelet, qui n'est jamais très accentuée à ce niveau, l'érysipèle semble s'amender. La rougeur disparaît la première, la douleur change de caractère : elle diminue d'intensité et devient gravative. L'empâtement persiste néanmoins. Les symptômes généraux se sont amendés, la fièvre a complètement disparu.

Puis, au bout de quatre ou cinq jours, brusquement, on constate une fluctuation très manifeste et très étendue, là où, la veille, on ne trouvait qu'une rénitence un peu accentuée. Le décollement purulent occupe la presque totalité des limites de l'ancien érysipèle. On se hâte de faire une incision qui amène l'issue d'une quantité énorme de pus, quantité qui peut dépasser un litre. Ce pus est un peu brunâtre, assez bien lié, mais contenant un grand nombre de globules graisseux qui viennent se réunir à la surface. Par l'examen au microscope, on découvre un grand nombre de chaînettes très longues, très volumineuses, situées entre les cellules. Les cultures en sont faciles et se montrent très virulentes pour les animaux.

En général, la cicatrisation après l'ouverture ne se fait pas attendre longtemps. Néanmoins, il peut se produire des fistules qui s'infectent secondairement, principalement par le *staphylococcus aureus*, et alors la suppuration s'éternise et l'on ne s'en rend maître que par les moyens les plus énergiques, larges ouvertures, lavages répétés avec des antiseptiques forts. Il nous a semblé que la cicatrisation était plus rapide et les infections secondaires de la cavité moins à redouter si l'ouverture de l'abcès n'était pas pratiquée d'une manière trop hâtive. Un peu de retard, du reste, ne produit rien de fâcheux ; la fièvre ne se rallume pas, malgré la présence de ce vaste foyer purulent, et les symptômes généraux ou locaux ne se modifient pas. Après la cicatrisation de ce vaste décollement, la restitution *ad integrum* est complète, et les malades que nous avons observés n'ont présenté ultérieurement aucune gêne dans la marche.

A côté de ces abcès qui prennent naissance dans les espaces conjonctifs et sont principalement liés à leur structure, on constate souvent, au déclin de l'érysipèle, de petites collections purulentes ordinairement multiples, qui présentent également une évolution clinique et une pathogénie intéressantes. Au moment où l'érysipèle commence à pâlir et la peau à retrouver sa souplesse, se détachent sur le fond rose des nodules d'une coloration beaucoup plus vive qui lui donnent un aspect pommelé. Ces nodules sont très durs, adhérents aux couches profondes de la peau et très douloureux au toucher. Au bout de quatre ou cinq jours, la dureté et la rougeur disparaissent complètement, la douleur spontanée diminue, la douleur à la pression persiste et l'on constate à ce niveau la fluctuation d'un petit abcès. A partir de ce moment, ainsi que l'avait déjà signalé Tillmanns, l'évolution de ces abcès rappelle tout à fait celle des abcès froids et mettrait très longtemps à venir se faire jour à l'extérieur, si le bistouri ne venait à leur aide. Certains d'entre eux peuvent même se résorber ; au bout de sept ou huit jours, la fluctuation disparaît et l'on perçoit une légère induration, qui diminue elle-même peu à peu.

Si l'on donne issue au contenu de l'abcès, on constate que le pus, dont la quantité dépasse toujours celle que l'on pouvait supposer en raison du petit volume de l'abcès, est jaunâtre, bien lié, sans trace de gouttelettes graisseuses. Au microscope, on ne trouve que de courtes chaînettes, toutes incluses dans les cellules. Les cultures sont peu abondantes et ne provoquent chez les animaux que de la rougeur ou seulement de petits abcès circonscrits. On voit ainsi la différence capitale qui sépare ces abcès de ceux qui précèdent.

En effet, le siège anatomique diffère dans les deux cas. Nous avons assigné aux précédents les espaces conjonctifs sous-cutanés comme point de départ. Sur des coupes, il est facile de constater que, dans la classe dont nous nous occupons, ces espaces ne sont que secondairement intéressés et que l'origine de l'abcès réside dans les vaisseaux lymphatiques, qui sont obturés, à ce niveau et dans le voisinage, par un bouchon formé par de la fibrine coagulée contenant un grand nombre de streptocoques dans ses mailles. La pathogénie de ces abcès relève de différentes causes. Le ralentissement du flot séreux dans les lymphatiques au déclin de l'érysipèle peut favoriser la coagulation fibrineuse, ainsi que l'atténuation que subit le micro-organisme englobé par les leucocytes. Presque tous les microbes, en effet, qui, à leur maximum de virulence, produisent des septicémies, et dont nous pouvons rapprocher le streptocoque, n'amènent plus, lorsqu'ils sont atténués ou inoculés à des animaux réfractaires, que la formation d'un abcès plus ou moins étendu, suivant le degré de leur atténuation ou de résistance de l'animal. La sécrétion acide que nous avons signalée comme appartenant au streptocoque atténué peut également jouer un rôle dans la formation de ces abcès.

C'est principalement chez les nouveau-nés que la formation d'abcès multiples peut reconnaître pour cause l'atténuation du microbe. En effet, chez eux, ainsi que nous l'avons vu, le streptocoque agit comme

un véritable agent septicémique et n'éveille que peu
la réaction dans les tissus qu'il envahit. Si l'organisme
de l'enfant est assez puissant pour résister de par la
mise en action de ses leucocytes, le microbe s'atténue
et, au lieu d'une septicémie rapidement mortelle,
on voit apparaître des abcès nombreux, auxquels des
auteurs, tels que Trousseau, Fredet, Vincent, attri-
buaient un rôle critique. L'érysipèle des nouveau-nés
ne guérit, en effet, que rarement en dehors des cas
où l'on observe cette suppuration disséminée.

On peut rapprocher de ces faits les piqûres anatomiques à streptocoques, dans lesquelles la formation
d'un abcès coïncide fréquemment avec l'amendement
des symptômes graves.

Néanmoins, cette explication ne s'applique certainement pas à tous les cas. On observe parfois la suppuration non plus comme une manifestation de la
résistance organique, mais, au contraire, comme le
résultat d'une diminution de cette résistance.

C'est principalement chez les diabétiques, les
brightiques, mais surtout chez les alcooliques qu'au
déclin d'un érysipèle relativement bénin apparaissent
ces abcès disséminés, qui éternisent la maladie et dont
la guérison est souvent assez difficile à obtenir. Dans
ces cas, la suppuration est due à une insuffisance
dans l'accomplissement de la fonction leucocytaire.
Chez un individu normal, la disparition des streptocoques englobés dans les leucocytes se fait rapidement,
ainsi que nous l'avons vu. Mais, chez ceux qui présentent une tare organique, ce travail ne s'accomplit
qu'incomplètement et la formation d'un abcès est le
résulta de cette action trop lente du leucocyte sur le
microbe.

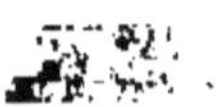

Dans les deux cas, au fond, la pathogénie reste la même et la formation de l'abcès n'est que le résultat d'un rapport entre la virulence primitive du microbe et la résistance organique. Dans le premier cas, le microbe est trop virulent pour un leucocyte normal; dans le second, le leucocyte n'est pas assez actif pour un streptocoque de virulence moyenne.

Enfin, cette étude des suppurations liées à l'érysipèle nous amène à parler des rapports qui existent entre cette affection et le phlegmon diffus. Il est hors de doute, en effet, que ces deux maladies présentent, au point de vue bactériologique, une parenté considérable, le streptocoque étant l'agent le plus habituel du phlegmon diffus, ainsi que l'a démontré Janot dans sa thèse et que nous avons pu nous-même le constater dans diverses observations. Ce que nous avons dit de l'identité des streptocoques nous amène à nous poser la question suivante : Pourquoi l'inoculation du streptocoque produit-elle, dans un cas, l'érysipèle et, dans un autre, le phlegmon diffus ?

Là encore, la nature de l'affection peut provenir de la nature du germe et de celle du terrain. Il peut se produire des races de streptocoques qui, par l'acquisition de propriétés biologiques nouvelles, produisent plus volontiers le phlegmon que l'érysipèle. Parmi ces propriétés, nous avons vu le rôle que pourrait remplir celle de coaguler la fibrine. Or, sans aucun doute, le streptocoque peut, dans certains cas, acquérir cette puissance. La connaissance des affections pseudo-membraneuses à streptocoques fait chaque jour quelque acquisition nouvelle. Les angines à streptocoques présentent souvent une apparence pseudo-diphthéritique. Mais nous tirerons surtout notre argument de la forme d'infection puerpérale dite pseudo-membraneuse et à laquelle Widal a reconnu le streptocoque comme agent pathogène. Cette affection, qui souvent se propage en revêtant la même forme, prouve d'une manière évidente que cette propriété est, dans certains cas, inhérente au microbe lui-même.

L'action du terrain n'est pas moindre dans d'autres cas. Nous ne voulons pas ici traiter l'étiologie générale du phlegmon diffus, mais nous rappellerons néanmoins qu'il se montre surtout dans toute sa gravité chez les individus présentant déjà une tare organique, soit par suite d'une affection générale, soit par misère physiologique. Dans ces cas-là, la résistance est moindre et l'inoculation d'un streptocoque d'une virulence moyenne peut amener des désordres beaucoup plus graves que chez un individu normal.

Nous nous bornerons à indiquer cette relation pathogénique entre l'érysipèle et le phlegmon diffus, sans nous appesantir sur les ressemblances cliniques. Les formes de transition entre ces deux types symptomatiques bien définis sont, en effet, si fréquentes que l'on a été obligé de nier des termes mixtes d'érysipèle phlegmoneux et de phlegmon érysipélateux, témoins de la difficulté qu'offre, dans certains cas, le diagnostic différentiel entre ces deux affections. Nous dirons toutefois qu'un des caractères spécifiques du processus organique qui se traduit cliniquement par le syndrome « phlegmon diffus » est d'être formé d'un mélange de suppuration et de gangrène. Aussi, le phlegmon diffus forme-t-il une transition naturelle entre ce chapitre et le chapitre suivant.

CHAPITRE XI

DE LA GANGRÈNE DANS L'ÉRYSIPÈLE

De même que la suppuration est une déviation dans
le processus habituel de l'érysipèle, de même, dans
certains cas plus rares, ce processus peut, au lieu de
se terminer par la régression plus ou moins complète,
aboutir à la mortification des parties atteintes. Mais
c'est là un simple accident, insuffisant pour permettre
la création d'une espèce à part; aussi, le terme d'érysipèle gangreneux doit être conservé plutôt comme
étant une commodité de langage que comme indiquant
une notion spécifique.

Du reste, la modification du processus qui aboutit à
la gangrène est loin d'être toujours la même, et l'on
peut distinguer surtout deux formes bien tranchées,
dont Gosselin avait déjà indiqué les principaux
caractères.

La première, d'origine mécanique, s'observe dans
les points de l'économie que nous avons signalés
comme siège habituel de la première forme de suppuration, c'est-à-dire aux paupières, au pénis, au scrotum. Il est rare de la rencontrer ailleurs. Cette prédisposition s'explique, en effet, par la structure anatomique de ces parties. La peau, fine, mince et élastique,
repose, à ce niveau, sur un tissu conjonctif à mailles

larges, formant une véritable bourse séreuse et que traversent les vaisseaux sanguins, destinés à sa nutrition. Lorsque l'appel séreux se fait en trop grande abondance dans ces cavités, il en résulte une tuméfaction considérable que la résistance de la peau est impuissante à combattre. Cette compression de dedans en dehors qu'elle subit ainsi a pour résultat de l'anémier et de rendre sa nutrition plus difficile. D'autre part, les vaisseaux qui s'y rendent, traversant un tissu où la pression se trouve portée au plus haut point, sont concentriquement comprimés et l'apport sanguin se trouve diminué en même temps que la facilité des échanges normaux. Si cet état de choses se prolonge, il est facile de comprendre que la mortification de la peau en soit la conséquence, que cette gangrène débute par la partie centrale de la tuméfaction, s'étende excentriquement et soit strictement limitée au niveau où la peau et le tissu sous-cutané présentent les caractères énoncés plus haut, sans aucune tendance à envahir les parties environnantes.

Telle est, en effet, l'évolution clinique de cette forme de gangrène, qui n'apparaît jamais au début même de l'érysipèle, mais vers le troisième ou quatrième jour au plus tôt, sous forme d'une plaque blanchâtre qui devient bientôt noire et sèche. La chute de l'eschare ne se fait jamais très longtemps attendre; elle ne s'accompagne presque jamais d'hémorrhagie. La partie mortifiée est toujours très superficielle et la perte de substance peu profonde. Aussi, la réparation est-elle toujours relativement facile. Néanmoins, le derme étant toujours intéressé, il y a, dans tous les cas, formation d'une cicatrice qui peut parfois gêner par sa rétraction, principalement aux paupières, où elle peut devenir le point de départ d'un ectropion.

Cette gangrène est donc d'origine mécanique, et la constitution des parties atteintes, l'intensité et la durée de l'érysipèle en constituent toute l'étiologie. On comprendra néanmoins facilement que cet accident soit plus fréquent et plus grave chez les individus dont la nutrition est déjà languissante ou qui sont atteints d'une dyscrasie pouvant créer une prédisposition à la gangrène; tels sont les diabétiques, les brightiques.

Le diagnostic de cette forme de gangrène est, en général, très facile. Il est toutefois possible, si la gangrène est précoce et l'érysipèle peu étendu au reste de la face, de la confondre avec l'œdème malin des paupières, dû à l'inoculation à ce niveau du bacille du charbon. La rareté de cette dernière affection explique comment c'est surtout l'erreur inverse qui est commise et l'œdème malin méconnu et pris pour un érysipèle.

Néanmoins, dans l'œdème malin, la coloration de la peau est toujours un peu plus blafarde, la rénitence et la tension moins marquées. La plaque gangreneuse apparaît plus rapidement, s'étend plus vite et dépasse les limites des paupières. Enfin et surtout, il est facile d'acquérir une certitude objective en faisant une scarification légère et en reconnaissant au microscope l'existence de l'agent pathogène dans la sérosité de l'œdème.

L'anatomie pathologique de cette forme de gangrène ne présente rien de particulier; dans un cas où nous avons pu faire l'examen microscopique, nous n'avons pu trouver ni micro-organisme, ni lésion lymphatique analogue à celle que nous allons décrire dans la seconde forme.

Celle-ci apparaît plus tardivement encore que la première. C'est du cinquième au douzième jour qu'elle envahit soit des parties déjà atteintes par le processus érysipélateux, soit sur les limites de la plaque dans des points non encore intéressés par l'érysipèle. Cette forme de gangrène n'a point de lieu d'élection; elle se montre dans n'importe quelle partie du corps, plus fréquente néanmoins dans les érysipèles des membres que dans ceux de la face.

Son aspect clinique est caractéristique. Nous ne pouvons mieux faire que reproduire la description qu'en a donnée Gosselin dans son magistral article du dictionnaire de Jaccoud : « On voit apparaître, sur la rougeur déjà formée, et quelquefois sur sa limite, une ou plusieurs taches noires, humides, insensibles et froides avec phlyctène sanguinolente ou séparation sans phlyctène préalable de l'épiderme et du derme. Ces taches ne sont pas autre chose que des eschares, c'est-à-dire des modifications, dans une certaine étendue, de la peau déjà érysipélateuse. Je suis incapable d'expliquer le mode de formation de ces eschares, de dire notamment si elles dépendent d'une gêne de la circulation par suite de l'intensité de la congestion, ou si elles sont dues à des propriétés plus toxiques qu'à l'ordinaire de la matière toxique engendrant l'érysipèle. »

Ces plaques ne s'étendent, en général, que dans de faibles proportions et acquièrent presque d'emblée toute l'étendue qu'elles doivent avoir. Mais leur nombre se multiplie, et parfois elles se fusionnent par leurs bords, donnant lieu à de vastes eschares. Ces dernières n'ont aucune tendance à se séparer du tissu sain, avec lequel elles font corps, et le sillon d'élimination n'apparaît que tardivement dans les cas rares où la guérison peut être obtenue.

Du reste, les parties atteintes sont plutôt momifiées que gangrenées au sens propre du mot. Elles sont mortifiées, mais non putréfiées. En effet, si l'on a la précaution de protéger ces plaques par des pansements antiseptiques, même peu rigoureux, elles ne répandent aucune odeur ; aussi est-ce une erreur grave que de dire, avec les auteurs du dictionnaire de Dechambre, que l'intoxication putride vient s'ajouter aux symptômes généraux, déjà graves, de l'érysipèle.

Le diagnostic de cette forme de gangrène érysipélateuse, beaucoup plus rare que la précédente, est relativement facile, car elle n'apparaît qu'au cours d'érysipèles déjà confirmés. Tout au plus pourrait-on la confondre avec la lymphangite gangreneuse, ou l'œdème aigu angioleucytique de Quinquaud. Du reste, l'étiologie, la bactériologie et l'anatomie pathologique sont d'accord avec la clinique pour rapprocher l'érysipèle gangreneux et la lymphangite gangreneuse, que Jalaguier confond dans une même description.

Nous avons vu plus haut que Gosselin hésitait à adopter une pathogénie ferme de cette forme de gangrène ; actuellement, bien que la science se soit enrichie de quelques faits objectifs, on est obligé aux mêmes restrictions. Il est certain que la préparation du terrain joue un grand rôle dans l'éclosion de cette gangrène. Elle est beaucoup plus fréquente chez les individus présentant un mauvais état général, soit lié à des dyscrasies passagères, soit dû à des maladies générales chroniques. L'alcoolisme, dont Broca avait signalé l'influence sur l'apparition et la marche des gangrènes, semble être un des facteurs étiologiques les plus importants.

Mais ce qui échappe, c'est la pathogénie intime, le trait d'union entre l'agent infectieux et la lésion.

Faut-il admettre, comme certains auteurs ont voulu le faire et comme se demande Gosselin, qu'il n'y a là qu'une gangrène mécanique, due à un trouble de vascularisation par suite de la tension extrême dans le tissu malade?

Est-ce, au contraire, une manière d'être plus active du streptocoque, un résultat de sa virulence plus grande?

Ou doit-on incriminer l'adjonction d'un second micro-organisme, qui causerait la gangrène, comme le streptocoque causerait l'érysipèle?

Enfin, s'agit-il là d'une nécrose de coagulation, due à un ferment, ainsi que l'admettent, sans preuve objective du reste, Tillmanns et Weigert?

Au lieu de chercher à étayer l'une ou l'autre de ces théories, à l'aide de raisonnements purement subjectifs, voyons ce que nous offre une coupe de la plaque gangrenée et de sa zone de progression.

Sur une préparation colorée par la méthode de Weigert, une chose frappe le regard au plus faible grossissement : tous les vaisseaux lymphatiques, même les plus fins de la zone papillaire, gardent la coloration violette d'une manière intense, comme s'ils étaient bourrés de micro-organismes. L'examen à un grossissement plus fort démontre que la couleur est fixée sur une matière granuleuse, amorphe, qui imbibe leur paroi interne.

Autour des gros lymphatiques, dans le tissu conjonctif ambiant, les espaces interfasciculaires sont comblés par des filaments de fibrine colorés en mauve et présentant à leur intersection des points nodaux plus foncés. Dans les vaisseaux sanguins du centre de la plaque, on peut également colorer un réseau fibrineux délicat. A la zone limitante, ils sont intacts.

La lésion des lymphatiques est de beaucoup la plus étendue, car on la rencontre assez loin dans l'épaisseur du tissu qui semblait sain à l'œil nu ; mais elle est aussi de beaucoup la plus importante, car l'on constate avec la coloration de Weigert [1] que la désorganisation du tissu est en raison directe de son intensité. Elle joue également un rôle dans la production des phlyctènes. Celles-ci apparaissent, en effet, au niveau des points où la coloration des lymphatiques est plus intense et plus générale. Elles se produisent par clivage de l'épiderme au niveau de la couche granuleuse, comme dans les phlyctènes érysipélateuses ordinaires.

Quant aux micro-organismes, ils font complètement défaut, tant au niveau de la plaque qu'à la zone limitante ; on ne les retrouve que beaucoup plus loin, dans les parties simplement érysipélateuses. Du reste, les cultures avec de la sérosité prise à ce niveau sont également négatives.

Cette constatation réduit à néant la théorie vasculaire et la théorie de l'association microbienne. En effet, les vaisseaux sanguins sont les derniers inté-

---

[1] Coloration par la solution aqueuse anilinée de violet de méthyle 6B, passage dans la solution iodo-iodurée, décoloration et déshydratation par l'huile d'aniline, lavage au xylol, montage au baume du Canada au xylol.

ressés dans le processus. Quant à la présence d'un second micro-organisme, dont le rôle serait de produire la gangrène, c'est une simple vue de l'esprit, due à la notion étroite de la spécificité microbienne, et sa nécessité, admise par les auteurs du dictionnaire de Dechambre, n'est nullement démontrée. En tout cas, la constatation simple des faits démontre l'absence de tout microbe à ce niveau.

Deux hypothèses restent donc seules : ou le streptocoque produit directement la gangrène et disparaît après l'avoir produite ; il se passerait alors ce que l'on constate dans le processus charbonneux : le microbe existe autour de l'eschare, mais on n'en rencontre plus à son niveau ; ou la mortification est due à l'action d'un ferment non figuré. Au fond, ces deux opinions ne sont que la variante d'une seule théorie qui semble expliquer mieux que toute autre les faits constatés par l'observation. Si le streptocoque est véritablement l'agent de la gangrène, il n'agit certainement point d'une manière purement mécanique, et il faut toujours admettre qu'il se produit un processus d'ordre chimique, lié à un ferment. Ce ferment agit principalement sur les parois des lymphatiques, et c'est probablement lui qui se comporte comme un mordant, produisant la coloration que nous avons signalée plus haut. Il est intimement lié à la présence du streptocoque dans les tissus, qu'il soit ou non secrété directement par lui, et produit une sorte de nécrose de coagulation des tissus sur lesquels il porte son action. Nous nous rallions donc à la théorie qu'avaient émise Tillmanns et Weigert, avec cette différence que nous nous basons, pour l'adopter, sur la simple observation des faits.

Est-ce parce que cette forme de gangrène se rencontre principalement chez les individus présentant déjà une tare organique ? ou parce que son apparition est l'indice de la présence d'un microbe plus virulent ? toujours est-il qu'elle est d'un très grave pronostic et que son apparition précède ordinairement de bien peu de jours la terminaison fatale.

On peut observer encore plus rarement au cours d'un érysipèle des gangrènes limitées, arrondies, très éloignées du foyer érysipélateux. Cette forme exceptionnelle a été principalement signalée par MM. Jaccoud et Sevestre, qui l'ont attribuée à des embolies dues à une des complications cardiaques dont l'érysipèle peut être le point de départ.

CHAPITRE XII

Érysipèle des voies respiratoires supérieures. — Longtemps méconnu ou discuté, l'érysipèle interne, tiré de l'oubli par Gubler, a, de par nombreux faits cliniques bien observés, conquis dans la deuxième partie de ce siècle une place définitive et importante dans la nosographie de cette affection. Mais, dans ces derniers temps, l'anatomie pathologique et la bactériologie sont venues donner l'explication de ces manifestations extra-cutanées. Nous concevons, en effet, facilement que, puisque l'érysipèle est une maladie dermique, occupant surtout les espaces et les vaisseaux lymphatiques, peu importe le revêtement épithélial, et le streptocoque vivra aussi bien dans le derme d'une muqueuse qui présente tant d'analogie avec le derme cutané. D'autre part, les réseaux lymphatiques, si abondants autour des orifices naturels, seront des voies de communication faciles et rapides pour le transport du parasite.

L'érysipèle par continuité sera donc le mode pathogénique ordinaire de l'érysipèle des muqueuses, ainsi que Cullen le prétendait pour la propagation à la muqueuse digestive. Néanmoins, toutes les manifestations internes de l'érysipèle ne sont pas justiciables de cette théorie, et nous devons compter aussi avec les lésions organiques que provoquent les altérations du sang relevant du processus érysipélateux. Ces altérations, sur lesquelles M. Samuel Pozzi a le premier attiré l'attention, sont le fait d'une réelle intoxication ou infection secondaire, et doivent être nettement séparées du groupe précédent.

Nous aurons donc à étudier, des manifestations muqueuses ou séreuses dues à la propagation du microbe de l'érysipèle, et des manifestations parenchymateuses par adultération chimique ou infection sanguine.

Érysipèle des fosses nasales, coryza érysipélateux. — En raison des excoriations dont la muqueuse des fosses nasales est fréquemment le siège, peut-être aussi de la stagnation habituelle des sécrétions normales et du voisinage du pharynx, habitat d'élection du streptocoque, l'érysipèle prend souvent naissance à ce niveau et n'envahit que secondairement la face ou la muqueuse digestive. Dans ces cas-là, c'est tantôt par l'orifice antérieur des narines, tantôt par le point lacrymal, que la maladie vient se faire jour à l'extérieur. Plus rarement, la marche est inverse et la muqueuse nasale n'est que secondairement envahie.

Exceptionnellement, enfin, l'érysipèle se cantonne aux fosses nasales, et alors le diagnostic devient extrêmement difficile.

L'anatomie pathologique de cette complication ne présente rien de particulier. Le derme muqueux se comporte comme le derme cutané, l'épithélium qui le recouvre desquame et la surface dénudée de la muqueuse devient le siège d'une abondante sécrétion muco-purulente.

Au point de vue clinique, le coryza érysipélateux se présente avec un caractère d'intensité remarquable. Le début est brusque et s'accompagne, d'après Lasègue, d'épistaxis abondants et fréquents, surtout chez les jeunes enfants. La douleur est fort vive et caractérisée principalement par une sensation de sécheresse et de brûlure. Elle devient intolérable et s'accompagne d'une céphalalgie intense si la maladie se propage aux sinus.

Le nez est toujours tuméfié et rouge, même s'il n'est pas envahi par l'érysipèle ; les yeux sont larmoyants. A l'examen, la muqueuse nasale apparaît luisante et d'un rouge livide. Elle est le siège d'une tuméfaction considérable, qui détermine un enchifrènement pénible.

La sécrétion est d'abord séreuse, abondante, âcre et déterminant des excoriations de la lèvre supérieure. Elle contient en abondance des cellules épithéliales ciliées. Puis elle devient muco-purulente et l'on y trouve un grand nombre de micro-organismes et de cellules du pus. L'examen bactériologique de cette sécrétion ne peut être d'aucune utilité pour le diagnostic, et il serait aussi illusoire d'y rechercher le microbe pathogène que de vouloir le trouver à l'état de pureté dans le liquide des phlyctènes cutanées.

Mais ce qui caractérise surtout le coryza érysipélateux et peut, à la rigueur, permettre le diagnostic de sa nature, si l'érysipèle ne se propage pas à la surface cutanée, c'est l'intensité des symptômes généraux. Le début est souvent marqué par un frisson prolongé. Puis la fièvre s'allume, atteint fréquemment 40 ou 41°, s'accompagnant de courbature généralisée et parfois même de délire. On peut également constater, dans certains cas, de l'albuminurie en assez grande abondance. On voit que ces symptômes graves sont bien différents des réactions générales du coryza ordinaire et permettent d'en soupçonner la nature érysipélateuse.

Laryngite érysipélateuse. — La laryngite érysipélateuse, secondaire à l'érysipèle de la face ou du pharynx, est connue de vieille date. C'était à des cas de ce genre que se rapportaient la plupart des observations qui servirent de point de départ à la restauration de l'érysipèle interne. Rylandt, Labbé, J. Simon, Laborde, Gauché, Vernon, Lasègue, en ont rapporté des exemples probants. Dans tous ces cas-là, la nature érysipélateuse de la lésion avait été affirmée par l'apparition ultérieure d'un érysipèle externe.

Les lésions étaient faciles à constater directement. La muqueuse était d'un rouge écarlate uniforme, sèche, brillante et comme vernissée ; les replis aryténo-épiglottiques tuméfiés, épaissis et indurés. Çà et là, quelques ecchymoses et quelques exulcérations. Les symptômes étaient ceux de la sténose glottique.

Mais en 1884 parut un mémoire de Massei qui élargissait considérablement le cadre de l'érysipèle laryngé. Le laryngologiste-napolitain considère, en effet, la plupart des œdèmes essentiels de la glotte comme des érysipèles primitifs du larynx. Cette opinion, corroborée par Delavau, est basée sur de nombreux examens laryngoscopiques et sur l'évolution même de la maladie. Il présenta l'anatomie pathologique de cette affection et démontra l'infiltration abondante du chorion muqueux par de nombreuses cellules embryonnaires. On comprend, en effet, que la laxité considérable du derme de la muqueuse des

replis aryténo-épiglottiques doive favoriser singulièrement leur distension par l'exsudat séreux appelé
par le streptocoque érysipélateux.

La présence de ce dernier a été signalée par Fasano
dans un cas analogue, qui, joint à ceux de Bergmann
(de Riga) et de Brown Bedford, établit sur des bases
objectives sérieuses la vérité de l'opinion de Massei.

Cliniquement, l'érysipèle primitif du larynx se caractérise de la manière suivante : le début se fait presque constamment par le tissu adénoïde de la face
postérieure de la langue et la tuméfaction n'envahit
que secondairement l'épiglotte et les replis aryténo-
épiglottiques. Les symptômes généraux sont toujours
très accusés et très précoces.

Au point de vue fonctionnel, on note au début une
dysphagie plus ou moins marquée, qui fait place
bientôt à une dyspnée paroxystique, qui apparaît et
disparaît avec une très grande rapidité, suivant ainsi
la mobilité facile que l'on rencontre dans toutes les
lésions érysipélateuses.

Massei, dans un mémoire ultérieur, a apporté de
nouvelles observations d'érysipèle primitif du larynx
et a distingué deux formes cliniques : l'une évoluant
comme une maladie presque exclusivement locale,
l'autre s'accompagnant, au contraire, d'accidents
généraux très graves.

Cette dernière forme une transition naturelle
entre l'érysipèle du larynx et l'affection décrite par
Senator et bien étudiée récemment par M. Merklen,
sous le nom de phlegmon infectieux du pharynx et du
larynx. Ce que nous avons dit de l'érysipèle phlegmoneux et des différentes manières par lesquelles
l'érysipèle peut amener la suppuration nous dispen-

sera de rentrer ici dans de nouveaux détails. La laxité du tissu conjonctif, des replis aryténo-épiglottiques et de la face postérieure du larynx explique jusqu'à un certain point cette transformation possible du processus érysipélateux; il se peut, du reste, que tous les cas ne reconnaissent pas pour cause le même microbe pathogène; car, dans la discussion soulevée à la Société des Hôpitaux par la communication de M. Merklen, différentes observations ont été rapportées qui ne présentaient pas la même évolution clinique.

Dans certains cas typiques, néanmoins, on a trouvé le streptocoque comme unique agent pathogène. Israël a rapporté un cas de ce genre, et il a été isolé à l'état de pureté dans le cas très intéressant que notre collègue Sauvineau a présenté à la Société anatomique.

Érysipèle de la trachée et des bronches. — La trachéobronchite érysipélateuse est surtout intéressante en ce que son apparition doit faire craindre à bref délai les complications pulmonaires et pleurales qui feront l'objet du chapitre suivant. C'est, en effet, par le derme de la muqueuse trachéale et bronchique que le micro-organisme se propage le plus souvent au reste de l'arbre respiratoire.

Son anatomie pathologique bien étudiée, surtout dans l'observation de Straus, ainsi que sa symptomatologie ne présentent, au demeurant, rien de bien spécial à signaler.

CHAPITRE XIII

Si, dans certains cas, la pleurésie vient seule compliquer l'érysipèle, le plus souvent la propagation de l'agent infectieux au poumon a pour résultat l'inflammation du parenchyme pulmonaire et de la séreuse qui l'enveloppe, ainsi que le démontrent la plupart des autopsies. Aussi réunirons-nous dans une même étude les manifestations pleurales et les manifestations pulmonaires de l'érysipèle.

Bien que pendant longtemps l'existence d'un érysipèle pulmonaire ait été rejetée au même titre que l'érysipèle des autres muqueuses, son histoire est ancienne et certains auteurs veulent y voir une allusion dans une phrase d'Hippocrate : « Or, il (l'érysipèle) se trouve en dedans lorsque la rougeur a disparu, la poitrine est chargée d'un poids et la dyspnée est plus grande. » Gubler, en restaurant l'érysipèle interne, a rendu à l'érysipèle pulmonaire la place qu'il doit occuper dans la nosographie. Lailler, Jules Simon, Labbé, ont rapporté de complètes observations de cette intéressante complication. Schlumberger, dans une thèse écrite sous l'inspiration de M. Cornil, en relate, en 1872, une nouvelle observation. Mais c'est surtout à M. Strauss que revient l'honneur d'avoir fixé définitivement la question en décrivant les lésions spéciales de la pneumonie érysipélateuse. L'attention avait été éveillée de nouveau sur ce point. Potain, Cuffer et Luc en rapportèrent de nouvelles observations et Stackler, dans l'étude très complète qu'il a donnée de la question, put en réunir 17 observations démonstratives.

La clinique affirmait la nature érysipélateuse de cette complication ; mais, dès 1885, la bactériologie vint apporter la preuve objective de cette proposition. M. Cornil put, dans un cas bien net de pneumonie d'origine érysipélateuse, déceler dans l'exsudat le streptocoque uni au pneumocoque de Friedlander. Cette observation est rapportée en détail dans l'intéressante thèse de M. O. Petitjean, écrite sous l'inspiration de M. Cornil. Peu de temps après, Dreschfeld, dans l'examen d'un cas analogue, obtenait les mêmes résultats. Il n'est pas question de l'examen bactériologique dans les observations, très intéressantes au point de vue clinique, qu'ont publiées Cerné et Duléry.

La première observation de pneumonie érysipélateuse dans laquelle le streptocoque a été reconnu comme le seul agent pathogène est due à notre ami le docteur Mosny. Nous aurons à revenir à plusieurs reprises sur sa très intéressante et très complète observation.

C'est surtout la notion étiologique qui a fait créer une place nosographique à la pneumonie érysipélateuse. Sans cette notion, le diagnostic clinique, comme nous le verrons, serait le plus souvent incertain. C'est l'existence simultanée d'un érysipèle d'une autre partie du corps, et principalement de la face, ou l'exposition certaine du malade à une contagion érysipélateuse, qui permet d'attribuer à la maladie qui nous occupe les symptômes pulmonaires qui éclatent le plus souvent inopinément.

Mais il n'y a pas de règle absolue dans la filiation chronologique des accidents. Le plus souvent, c'est l'érysipèle externe qui débute, et c'est pendant son évolution que la complication pleuro-pulmonaire apparaît. Parfois, on peut suivre le chemin parcouru par l'érysipèle, qui envahit la gorge, puis le larynx et la trachée, avant de donner lieu à la pneumonie.

Mais cette règle comporte des exceptions. Dans certains cas, la voie suivie est inverse, la pneumonie débute, et l'érysipèle facial apparaît à son déclin. L'observation de Potain et Cuffer appartient à cette classe étiologique. Nous en avons observé nous-même un cas très net.

Enfin parfois, — mais alors le diagnostic est plus délicat, — la pneumonie érysipélateuse peut exister seule et n'être suivie ni précédée d'un érysipèle externe. Dans ce cas, comme dans le cas précédent, il faut admettre que le germe a été porté directement par la respiration, jusqu'aux alvéoles pulmonaires. Les inoculations aux lapins par cette voie, après trachéotomie, donnent, en effet, lieu à une pneumonie rapidement mortelle. L'existence de cette forme clinique de l'érysipèle pulmonaire a été affirmée par l'observation de Mosny. Dans le fait qu'il rapporte, en effet, la pneumonie existait seule, mais la malade avait soigné un homme atteint d'un érysipèle très grave, et du reste la bactériologie venait confirmer cette notion étiologique.

Au point de vue clinique, la pneumonie érysipélateuse présente quelques particularités intéressantes. En dehors des cas foudroyants, où la mort arrive un ou deux jours après le début, et qui s'accompagnent d'un cortège fébrile très brusque et très intense, la marche de la maladie est, en général, plutôt insidieuse. Le frisson fait habituellement défaut. A peine un point de côté, le plus souvent assez accentué, peut-il faire craindre la détermination pulmonaire. Puis, peu à peu, la dyspnée s'installe, progresse et peut devenir, vers le quatrième ou le cinquième jour, assez considérable pour produire la mort par asphyxie. La température s'élève et atteint rapidement 39 ou 40°. Parfois, des symptômes nerveux, délire, paralysie vasomotrice, apparaissent, et la mort peut survenir vers le sixième ou le septième jour. La terminaison fatale n'est pourtant pas inéluctable, et la guérison peut survenir et les symptômes graves s'amender brusquement, pour faire place à une convalescence souvent interrompue par des rechutes, en général moins graves que la première atteinte.

Les signes physiques diffèrent également un peu de ceux de la pneumonie franche. La matité est, en général, absolue, tant superficiellement que profondément. A l'auscultation, le souffle tubaire est exceptionnel ; le plus souvent, on ne perçoit que des bouffées de râles crépitants ou sous-crépitants fins. S'il existe un souffle, il est le plus souvent lié à l'existence d'un épanchement pleural peu abondant, et revêt alors le timbre aigre du souffle pleurétique. Si la guérison survient, les symptômes physiques disparaissent avec une incroyable rapidité ; mais nous verrons que cette *restitutio ad integrum* est plus apparente que réelle et que la lésion peut persister jusqu'à un certain point sans donner lieu à d'autres signes qu'à une légère submatité.

En effet, on observe souvent un retour brusque des signes physiques et des symptômes généraux, soit aux points déjà occupés par l'érysipèle, soit dans des parties plus ou moins éloignées du poumon. Ces rechutes peuvent avoir lieu longtemps après la guérison de la maladie. Nous verrons que l'anatomie pathologique donne, jusqu'à un certain point, l'explication de leur fréquence et de la possibilité de la production d'une sclérose pulmonaire, secondaire à ces accès répétés se produisant dans une même portion du parenchyme pulmonaire.

L'anatomie pathologique donne la raison de ces diverses particularités. Dans les cas les plus simples, ceux dans lesquels le microbe a été apporté directement dans les alvéoles pulmonaires et où la terminaison fatale est extrêmement rapide, les lésions sont limitées aux cavités alvéolaires. Celles-ci sont comblées par un exsudat contenant en abondance microbes et leucocytes. On ne note alors aucune réaction cellulaire dans l'intérieur des travées. Les vaisseaux lymphatiques ne semblent pas intéressés. Mais ce qui est surtout spécial à la pneumonie érysipélateuse, c'est l'absence absolue de coagulation fibrineuse. Il se passe là le même phénomène que dans les mailles du tissu conjonctif ; le sérum exsudé contient une grande quantité de fibrine qui n'a aucune tendance à se solidifier en présence du streptocoque érysipélateux seul.

Aussi, macroscopiquement, l'aspect de la pneumonie érysipélateuse diffère-t-il de celui de la pneumonie franche et se rapproche-t-il davantage de celui de la broncho-pneumonie.

A ces lésions de surface viennent s'adjoindre des altérations plus profondes dans les cas où la terminaison fatale est moins précoce, et dans lesquels l'érysipèle s'est propagé au poumon par continuité avec un érysipèle facial ou guttural. Les lymphatiques qui représentent la voie suivie par le microbe sont alors toujours intéressés. On rencontre en abondance des micro-organismes et des leucocytes dans leur intérieur. Autour des vaisseaux sanguins, toujours indemnes, on observe une zone lymphatique présentant les mêmes lésions. Les altérations alvéolaires restent les mêmes; même absence de fibrine coagulée, même exsudat formé de leucocytes et de microbes. Les cellules épithéliales qui forment le revêtement alvéolaire ont complètement disparu ; on n'en trouve aucune de desquamée à l'intérieur de l'alvéole. La pneumonie érysipélateuse est le type le plus pur de la pneumonie leucocytaire que nous opposerons à la pneumonie épithéliale, dont le type parfait est représenté par l'exsudat alvéolaire de la tuberculose miliaire. -

En même temps, les cloisons inter-alvéolaires sont le plus souvent intéressées. Leurs cellules fixes prolifèrent; des leucocytes viennent infilter les mailles de leur tissu et leur épaisseur augmente aux dépens de la cavité alvéolaire.

On voit donc que le processus érysipélateux est toujours semblable à lui-même et que les lésions pulmonaires sont absolument comparables aux lésions cutanées, les cavités alvéolaires se comportant comme des espaces conjonctifs. Nous savons avec quelle rapidité disparaissent les altérations anatomiques de l'érysipèle de la peau ; il en est de même de celles du poumon ; l'exsudat, ne s'étant pas, comme dans la pneumonie franche, transformé en un bloc solide de résorption difficile, est repris avec une grande rapidité par les lymphatiques dès que l'apport causé par la présence du streptocoque virulent est tari. C'est ce qui nous explique la rapidité de la disparition des signes physiques en cas de terminaison heureuse.

Quant aux fausses membranes pleurales qui recouvrent le plus souvent le poumon enflammé, le streptocoque y est peu abondant. Elles sont formées par des couches superposées de fibrine coagulée, séparées les unes des autres par des rangées de leucocytes. Le tissu pleural est épaissi, mais toutes ses lésions sont surtout des lésions de voisinage, et l'on ne rencontre pas de micro-organismes dans l'exsudat sérofibrineux qui occupe parfois la cavité de la séreuse. Ces fausses membranes disparaissent peu à peu, soit par résorption, soit par organisation, en produisant des adhérences.

Il est difficile de dire si, en cas de terminaison heureuse, cette restitution *ad integrum* complète est la règle, ou si, dans beaucoup de cas, comme nous en avons observé un exemple absolument démonstratif, la pneumonie érysipélateuse ne laisse pas après elle dans le tissu pulmonaire une épine qui peut devenir le point de départ d'inflammations nouvelles et aboutir à la sclérose.

Il s'agissait d'une femme qui, après avoir présenté plusieurs atteintes subintrantes d'érysipèle de la face, présenta brusquement des symptômes d'abord du côté de la gorge et du larynx, puis du poumon et de la plèvre. Ces accidents de peu de gravité durèrent cinq ou six jours et avaient disparu depuis plus de deux mois et demi lorsque la malade vint à mourir des progrès d'un mal de Bright. Nous trouvâmes à l'autopsie le streptocoque encore vivant dans l'épaisseur de la plèvre et du parenchyme pulmonaire, et y entretenant les altérations suivantes qui sont, aux lésions des cas aigus, ce que l'érysipèle chronique de la peau est à l'infiltration diffuse qui caractérise l'érysipèle aigu.

La plèvre viscérale était épaissie, recouverte de fausses membranes non adhérentes au feuillet pariétal sain. Le tissu pulmonaire, sain au premier coup d'œil, présentait une condensation déjà sensible à l'œil nu et lui donnait une teinte grisâtre. Cette altération intéressait tout le lobe inférieur du poumon droit.

Sur des coupes microscopiques, on constatait que la fausse membrane était vascularisée et présentait des canaux sanguins et lymphatiques, de structure très primitive. La fibrine qui la formait ne gardait pas la coloration de Weigert. Les leucocytes se rencontraient sous forme de traînées entre les lamelles fibrineuses.

En un point seulement on trouvait une infiltration leucocytaire diffuse. A ce niveau, les streptocoques étaient abondants, mêlés aux leucocytes et se présentaient sous la forme de chaînettes assez longues. Partout ailleurs, on ne constatait leur présence que dans l'intérieur des vaisseaux lymphatiques. Dans le parenchyme pulmonaire, on observait des altérations de même ordre et qui intéressaient les alvéoles et les vaisseaux lymphatiques; ces derniers étaient de beaucoup les plus importants. Les plus fines ramifications étaient délicatement injectées par les micro-organismes et se présentaient comme des cylindres pleins. Autour d'eux, le tissu inter-alvéolaire était épaissi et présentait très nettement un commencement de sclérose. Quant aux lésions alvéolaires, elles étaient très clairsemées, n'intéressant que quelques alvéoles voisines de la plèvre. Elles étaient comparables aux lésions habituelles de la pneumonie érysipélateuse.

Si nous insistons sur cette anatomie pathologique, c'est parce qu'elle comporte plus d'un enseignement pratique. D'abord, elle démontre *de visu* la persistance du streptocoque dans les tissus. Puis, ce mélange de lésions aiguës très circonscrites et d'altérations diffuses chroniques permet de comparer absolument cette terminaison de l'érysipèle pulmonaire à ce que nous avons décrit à propros de l'érysipèle à répétition. Le streptocoque agit comme une épine persistant dans le tissu. La moindre cause réveille sa virulence et donne lieu à des poussées aiguës. Puis cette irritation persistante produit une prolifération cellulaire, qui aboutit à l'organisation et provoque sous la peau une dermite chronique éléphantiasique et, dans le poumon, une sclérose pulmonaire.

Tels sont les accidents qui résultent de l'apport du streptocoque érysipélateux, soit directement par l'air, soit par les vaisseaux lymphatiques pulmonaires, ou le derme de la muqueuse bronchique par propagation d'un érysipèle facial. Mais tous les cas ne sont pas aussi simples.

Tout d'abord, nous rencontrons les cas mixtes où le streptocoque s'unit à un autre micro-organisme pour la production de la pneumonie. C'est le plus souvent le pneumocoque qui forme le deuxième terme de cette symbiose, ainsi que l'ont constaté Cornil et Dreschfeld. La pneumonie perd alors un de ses caractères spéciaux et, par suite de la coagulation fibrineuse qui la différentie de la pneumonie érysipélateuse simple, se rapproche beaucoup de la pneumonie franche habituelle.

D'autres fois, c'est le mode d'apport qui diffère. Dans certains cas, la complication qui nous occupe est consécutive à un érysipèle de la paroi thoracique. La propagation se fait alors par les vaisseaux lymphatiques intercostaux et la plèvre est le plus souvent seule intéressée. Dans certains cas même, cette pleurésie peut être assez abondante pour nécessiter une ponction. Des cas de ce genre ont été rapportés par Fehleisen comme résultat de ses inoculations expérimentales au niveau de cancers du sein.

Enfin, certains auteurs signalent la voie sanguine comme chemin suivi par le streptocoque pour l'infection pulmonaire. Cette proposition est surtout vraie pour la pathogénie des pleurésies purulentes qui peuvent apparaître au cours d'érysipèles se terminant par septicémie et pyohémie. Quant aux pneumonies par infection sanguine, bien qu'admises par Denucé et les auteurs de l'article du dictionnaire Dechambre, elles constituent la forme certainement la plus rare et doivent forcément participer à la gravité pronostique que comporte, dans tous les cas, l'adultération sanguine par le streptocoque.

A la fin de ce chapitre, nous devons faire remarquer que, si la pneumonie érysipélateuse constitue une entité clinique bien définie, elle présente des affinités bactériologiques avec un grand nombre de broncho-pneumonies, dont le streptocoque est également le fauteur. En dehors des cas où Weichselbaum l'a signalé dans la pneumonie primitive, Cornil et Babès, Guarnieri et Morel l'ont considéré comme l'agent pathogène de la broncho-pneumonie morbilleuse. Loffler, Prudden et Northrup l'ont rencontré dans la broncho-pneumonie diphthéritique; dans des cas analogues, Darier l'a retrouvé sur des coupes. Il en est de même des complications pulmonaires de la scarlatine (Babès, Cornil et Babès), dans certains cas de la fièvre typhoïde et peut-être même de la grippe. Nous l'avons nous-même isolé à l'état de pureté dans le poumon d'un enfant mort de broncho-pneumonie à la suite de coqueluche.

Dans une récente thèse, notre ami Mosny a groupé tous ces faits, en y ajoutant un grand nombre de personnels, et a attribué au streptocoque l'importante place qu'il doit occuper dans la pathogénie de la broncho-pneumonie à forme lobulaire. M. Netter a également, dans un récent article du Traité de médecine, insisté sur la fréquence des broncho-pneumonies à streptocoques.

D'un autre côté, les pleurésies érysipélateuses doivent être rapprochées des autres pleurésies à streptocoques dont notre ami Vignalou a donné, dans sa thèse, une étude très complète.

CHAPITRE XIV

I

ÉRYSIPÈLE DES ORGANES GÉNITO-URINAIRES

L'envahissement de la muqueuse urinaire par l'érysipèle est un fait absolument exceptionnel. Chez l'homme, nous ne connaissons qu'une observation peu probante de Tillmanns. Chez la femme, Gross a rapporté un cas jusqu'ici unique d'érysipèle de la vessie et de l'urèthre, à la suite d'un cathétérisme. Les faits décrits par Goodhart sous le nom d'érysipèle du rein et des voies urinaires ne se rapportent pas à cette maladie. On peut plutôt les rapprocher des néphrites ascendantes, dont Albarran a étudié la bactériologie, et, quelle que soit la part que prend fréquemment le streptocoque à leur production, le processus ne rappelle en rien celui de l'érysipèle. Nous signalerons toutefois ici la fréquence de l'érysipèle autour des foyers d'infiltration d'urine. Il est probable que la putréfaction des tissus doit jouer un rôle assez actif dans l'apparition de cet accident.

Quant à la muqueuse génitale, chez la femme, elle est rarement envahie par l'érysipèle en dehors de la puerpéralité. Les grandes lèvres sont quelquefois atteintes à la suite des érysipèles de la cuisse. Elles sont alors le siège d'une tuméfaction très douloureuse, qui peut aboutir à la gangrène. Nous avons, dans un cas, observé, au déclin d'un érysipèle de la cuisse, l'apparition d'une bartholinite en dehors de toute blennorrhagie. Dans le pus, nous trouvâmes un streptocoque assez virulent uni au *micrococcus subflavus*, commensal habituel de la cavité génitale de la femme.

L'érysipèle du vagin est très rare, en dehors de la puerpéralité. Quant à celui de l'utérus, son existence même ne nous semble pas bien démontrée.

II

ERYSIPÈLE PUERPÉRAL

L'érysipèle le plus souvent mortel, qui suit de près l'accouchement, tend à devenir de moins en moins fréquent, en raison de la diffusion progressive des pratiques antiseptiques. Il n'est pourtant pas encore assez rare pour que l'on puisse invoquer, comme le voudraient Gusserow et Fehling, une simple coïncidence.

Voici comment évolue le plus souvent cette forme exceptionnellement grave : quelques jours, deux ou trois, ou même plus, après l'accouchement, la malade est prise d'un frisson subit, avec élévation de température et douleurs abdominales péritoniques. Les lochies sont très fréquemment fétides, le facies, déjà grippé, éveille l'idée de l'infection puerpérale classique. En effet, ce diagnostic s'impose ; mais, trois ou quatre jours après le début de l'affection, la nature même de l'infection vient se juger par l'apparition à la vulve d'un érysipèle qui envahit rapidement la face interne des cuisses et se propage plus rarement à l'abdomen. L'éruption est le plus souvent pâle, le gonflement et la douleur sont les symptômes qui attirent l'attention. Il est rare que l'apparition de l'érysipèle ne soit pas accompagnée d'une aggravation de l'état général, l'extension du côté de la peau et du péritoine étant ordinairement simultanée. Aussi le pronostic est-il le plus souvent fatal, la malade succombant à la péritonite puerpérale dont nous allons maintenant étudier les rapports avec cette forme d'érysipèle.

Et d'abord la marche elle-même de cet érysipèle, qui sort du vagin après que l'infection puerpérale s'est déjà affirmée par ses symptômes propres, suffirait à réfuter l'opinion des auteurs qui ne veulent voir là que deux maladies évoluant parallèlement sur le même sujet et résultant de deux inoculations distinctes et par leur siège et par la nature du micro-organisme infectant. Aussi est-on étonné de voir cette opinion soutenue dans le Traité clinique des infections puerpérales de Fehling, et l'on se demande quelles notions théoriques préconçues peuvent amener un pareil aveuglement sur la filiation des faits.

Nous ne voulons pas entrer ici dans la discussion si intéressante sur les intimes rapports qui unissent la fièvre puerpérale commune et l'érysipèle. La clinique, avec Lorain, Maurice Raynaud, Bernutz, Empis, avait déjà affirmé que la contagion d'un érysipèle exposait les femmes en couches à la fièvre puerpérale. Virchow et Siredey étaient arrivés au même résultat par l'anatomie pathologique. Enfin, la microbiologie, par les travaux de Doléris, puis de Winckel, Doyen et Widal, a démontré que la plupart des fièvres puerpérales étaient dues à un streptocoque, considéré d'abord comme voisin du microbe de l'érysipèle, puis comme lui étant identique. Nous ne reviendrons pas ici sur ce que nous avons dit de cette identité, qui, à l'heure présente, ne rencontre presque plus de contradicteurs.

Sur ces bases, la pathogénie de cet érysipèle puerpéral est bien simple. Le streptocoque virulent, mis au contact de la plaie utérine, pénètre dans l'intimité des tissus, envahissant comme partout les espaces et les vaisseaux lymphatiques. De ce centre d'action, il s'étend excentriquement et arrive bientôt à la séreuse péritonéale, soit exceptionnellement par l'envahissement progressif des trompes, dont la possibilité, admise par Widal, est contestée par Bumm, soit le plus souvent par la propagation lymphatique intramusculaire, les trompes n'étant que secondairement envahies, ainsi que nous l'avons nous-même constaté dans plusieurs cas. En même temps, il peut s'étendre au vagin, soit directement par la continuité des dermes muqueux, soit par une inoculation secondaire sur une petite plaie de cet organe du microbe virulent qui pullule dans les lochies émanant de la cavité utérine infectée. L'envahissement des grandes lèvres et de la peau n'est plus ensuite qu'une affaire de temps. Aussi ne l'observe-t-on que dans les formes d'infection puerpérale où la mort ne survient pas avant le sixième ou septième jour, et fait-elle défaut dans les formes foudroyantes.

Si nous insistons sur cet érysipèle puerpéral, c'est que, outre le grand intérêt pratique qui s'y attache, son étiologie pose les plus hauts problèmes d'épidémiologie, c'est-à-dire met en cause la transformabilité des épidémies et surtout leur spontanéité, dont nous avons dit quelques mots à propos de l'étiologie générale de l'érysipèle. Mais nul exemple plus frappant ne peut être fourni à l'appui de ces deux principes capitaux. En effet, l'érysipèle puerpéral peut survenir par contagion d'un autre érysipèle. Le cas est relativement rare. Plus souvent, il résulte de la contagion d'une infection puerpérale non accompagnée d'érysipèle et se montre comme un accident plus ou moins fréquent suivant les épidémies de fièvre puerpérale. Ce que nous avons dit plus haut de la pathogénie explique parfaitement ce fait, depuis longtemps connu, admis ou contesté suivant les théories épidémiologiques régnantes.

Enfin, l'érysipèle puerpéral peut éclater sans contagion apparente, à la campagne, et devenir lui-même le point de départ d'une épidémie secondaire. Le fait clinique semble incontestable; aussi a-t-il souvent embarrassé tous les partisans de la spécificité microbienne étroite, qui voulaient toujours voir dans l'infection le résultat de l'inoculation d'un microbe de même virulence, provenant d'une affection semblable.

Ce que nous avons dit de la presque ubiquité du streptocoque et de ses variations de virulence, principalement sous l'influence de sa symbiose avec les microbes de la putréfaction, nous donnera l'explication du fait suivant, d'observation quasi-journalière avant l'antisepsie.

Deux femmes accouchent en même temps et sont identiquement soignées de même ; l'une présente une rétention partielle ou totale du placenta; chez l'autre, la délivrance est complète. La dernière guérit rapidement, malgré le peu de précautions antiseptiques dont les sages-femmes de province sont coutumières.

Chez l'autre, au contraire, sous l'influence des micro-organismes, commensaux habituels du vagin, le placenta se putréfie, les lochies deviennent fétides, la température s'élève un peu. Puis, brusquement, un frisson éclate, la péritonite puerpérale s'affirme, pouvant être suivie d'un érysipèle externe, et la malade meurt d'une infection streptococcique plus ou moins généralisée. Le microbe isolé donne l'érysipèle au lapin. Cependant, on observe des érysipèles dans l'entourage du malade, et des cas de fièvre puerpérale dans la clientèle de la sage-femme. Une véritable épidémie est constituée.

Comment a-t-elle pris naissance?

On ne peut admettre chez la malade ni une incubation plus longue de la maladie contractée au moment de l'accouchement, non plus qu'une inoculation par un microbe spécifique. Du reste, pourquoi ces deux causes banales s'attaqueraient-elles avec une préférence aussi marquée aux malades chez lesquelles on observe une putréfaction intra-utérine? La putréfaction joue évidemment un rôle important. Aussi, sur ces faits et sur les résultats de notre expérimentation, pouvons-nous affirmer qu'il s'agit là d'une exagération sur place de la virulence d'un microbe banal et que ce cas, point de départ d'une épidémie, peut être considéré comme spontané, dans le sens nouveau que vient lui donner la bactériologie.

Et la putréfaction est si bien le facteur de cette exagération de virulence, que, si l'on curette l'utérus, tarissant ainsi la source de putréfaction, sans avoir la prétention d'influencer l'inoculation déjà parachevée du streptocoque, on peut arriver à favoriser la victoire de l'organisme sur le microbe et conjurer la mort presque fatale si le foyer de putréfaction continue à déverser ses produits dans l'organisme.

Aussi la prophylaxie de l'infection puerpérale doit-elle être à la fois extérieure, en empêchant la pénétration au contact de l'utérus d'un germe virulent venu du dehors, et intérieure, en prévenant toute

putréfaction organique intra-utérine (débris placen-
taires, membraneux, caillots sanguins), qui peut
devenir le facteur d'aggravation de virulence d'un
streptocoque inoffensif et banal.

III

AVORTEMENTS DUS A L'ÉRYSIPÈLE

TRANSMISSION DE L'ÉRYSIPÈLE DE LA MÈRE AU FŒTUS

En dehors de l'état puerpéral, on peut observer, chez la femme enceinte, des érysipèles accidentels, intéressant soit la région génitale, soit toute autre région du corps. Dans le premier cas, il est intéressant de constater que l'affection n'a aucune tendance à se propager aux organes internes par la muqueuse vaginale, et, si l'avortement survient, les suites de couches sont normales dans la plupart des cas, si l'on prend quelques précautions pour prévenir une auto-inoculation.

En tout cas, il arrive très fréquemment, au cours de l'érysipèle comme au cours de presque toutes les maladies fébriles, que le produit de la conception soit prématurément expulsé de l'utérus. Ces avortements causés par l'érysipèle n'aggravent pas sensiblement le pronostic et ne sont pas plus fréquemment que d'autres suivis de fièvre puerpérale, preuve évidente de l'absence fréquente du streptocoque dans le sang au cours de l'érysipèle. Leur pathogénie reste hypothétique, mais néanmoins l'élévation thermique semble jouer un rôle dans leur production.

Quant au fœtus, il est fréquemment mort au moment de l'expulsion, parfois il vit quelques minutes, exceptionnellement il peut survivre. Mais aucune observation, jusqu'ici, n'a pu établir la transmission de l'érysipèle de la mère au fœtus. Les observations de Runge et de Kaltenbach, basées sur l'abondante desquamation épidermique du fœtus, sont loin d'entraîner la conviction. Les faits rapportés dans la thèse de Duchein sont plutôt négatifs. Enfin, dans trois cas nous n'avons pu trouver chez les fœtus aucune apparence clinique d'érysipèle, ni aucun microbe dans leurs viscères.

Au reste, il semble que les conditions nécessaires à la transmission d'une maladie infectieuse de la mère au fœtus soient rarement remplies dans l'érysipèle. Certains faits, sans doute, semblent démontrer que le streptocoque, présent dans le sang maternel, peut aller infecter le fœtus, ainsi que Simone l'a constaté dans la septicémie chirurgicale, et MM. Hanot et Luzet dans le purpura. Mais alors les conditions sont différentes. Dans l'érysipèle, le sang ne contient que rarement et passagèrement des streptocoques ; le placenta semble ne pas être intéressé, du moins d'après ce qu'il résulte de nos observations. Enfin, et surtout, le streptocoque introduit par la voie sanguine ne donnerait pas lieu, chez le fœtus, à un érysipèle, mais bien à une infection septicémique. Il faudrait, pour produire l'érysipèle, que la propagation de la mère au fœtus se soit faite par les vaisseaux lymphatiques du cordon, ainsi que Lebedeff en a rapporté un cas, demeuré malheureusement unique.

CHAPITRE XV

La continuité de la muqueuse digestive avec la surface cutanée fait comprendre la possibilité de la propagation à la cavité buccale d'un érysipèle de la face. Le streptocoque chemine à travers les espaces conjonctifs du derme, et peu lui importe la nature du revêtement épithélial. C'est la structure du chorion muqueux qui seule influe sur sa marche. Le rôle protecteur de l'épithélium peut empêcher l'introduction du micro-organisme ; mais, ce dernier une fois pénétré, il devient purement passif. Ce rôle protecteur doit pourtant être assez efficace, car, le streptocoque existant sur toute la longueur du tube digestif, l'érysipèle primitif ne s'y observe que rarement. Peut-être faut-il tenir compte, dans cette rareté, de l'influence atténuante que peuvent exercer sur le microbe les sucs digestifs et principalement les diastases qu'ils contiennent.

Stomatite érysipélateuse. — Très rarement primitif, l'érysipèle de la bouche est le plus souvent secondaire à un érysipèle de la face ou du pharynx. C'est la voie de communication la moins fréquemment suivie entre ces deux surfaces, simple lieu de passage par où l'érysipèle entre ou sort, suivant l'expression classique. Ordinairement moins intense et moins fréquente que le coryza érysipélateux, la stomatite érysipélateuse peut n'être que passagère et peut même passer complètement inaperçue.

Néanmoins, lorsque l'érysipèle se fixe sur la muqueuse buccale, il donne lieu à une tuméfaction violacée, très douloureuse, de la face interne des joues et de la langue. L'épithélium se détache en masse, donnant lieu à des phlyctènes, dont M. Fernet a le premier signalé l'aspect spécial. En effet, en raison de la structure de l'épithélium, du milieu humide et septique dans lequel elles sont plongées, les phlyctènes s'infectent bientôt, se rompent et font place à une exulcération blanchâtre, souvent recouverte d'une sorte de pseudo-membrane molle et d'aspect macéré.

Nous ne connaissons pas d'étude histologique de la stomatite érysipélateuse.

Pharyngite et amygdalite érysipélateuses. — La pharyngite et surtout l'angine érysipélateuse présentent un intérêt tout spécial.

Ainsi que nous l'avons dit en parlant de la distribution topographique du streptocoque, le pharynx et les cryptes tonsillaires sont, pour ainsi dire, son quartier général dans l'organisme. Habituellement peu virulent, il est capable, néanmoins, de récupérer sa virulence, ainsi que nous l'avons expérimentalement reproduit. En cas d'angine *a frigore*, on reconnaît qu'il est déjà capable de produire des accidents graves par inoculation aux animaux, et nous avons pu produire une septicémie mortelle chez le lapin avec des streptocoques provenant de plusieurs cas d'angine phlegmoneuse, dont ils étaient le seul agent pathogène. Barbier l'a rencontré au maximum de virulence, uni

au bacille de Loffler, dans nombre de cas d'angine
diphthéritique. C'est encore le streptocoque qui est
l'agent pathogène des angines pseudo-membraneuses
que l'on observe au cours de la scarlatine, et auxquelles
Wurtz et Bourges ont consacré un intéressant
mémoire. Il nous a même semblé qu'il jouait un rôle
important dans toutes les angines de la scarlatine.
Parfois, ainsi que M. Hanot en a rapporté des exemples et que nous l'avons nous-même observé, le streptocoque, s'introduisant au niveau du pharynx, ne donne
lieu, à ce niveau, qu'à un accident angineux léger,
mais bientôt éclatent tous les symptômes d'une septicémie sanguine, qui amène la production de collections purulentes dans les séreuses articulaires ou viscérales. Si nous ajoutons à cette liste déjà longue le
phlegmon infectieux du pharynx et du larynx, nous
aurons esquissé l'ensemble des dangers auxquels
nous expose constamment la présence du streptocoque dans le pharynx.

Cela, joint à la fréquence des excoriations au
niveau du pharynx et à l'apport que peut faire chaque
inspiration d'un germe provenant de l'extérieur, nous
explique la fréquence de l'érysipèle pharyngé primitif,
le mieux et le plus anciennement connu des érysipèles
muqueux. Déjà signalée par les médecins du dix-
huitième siècle, la pharyngite érysipélateuse a été
surtout bien étudiée pendant ces trente dernières
années. Laborde en rapporta un exemple probant en
1861. Mais c'est M. Cornil qui, en 1862, en fixa les
diverses formes d'évolution clinique. Ciure, Schlumberger, Flammarion, consacrèrent leur thèse inaugu-
rale à l'étude de cette question.

Des observations nouvelles de Brouardel, Gallard,

Simon, Rigal, Bucquoy, Gull, enrichirent encore la littérature médicale à ce sujet et permirent d'en formuler d'une manière générale la symptomatologie.

Le début diffère, en général, de celui de l'érysipèle cutané et de celui de l'angine tonsillaire. La fièvre débute souvent accompagnée de frissons et atteint parfois 40° avant toute manifestation locale ; puis on observe un engorgement douloureux des ganglions sous-maxillaires, et enfin la tuméfaction amygdalienne et la rougeur de la muqueuse pharyngée.

L'arrière-gorge peut présenter à l'examen un aspect variable, suivant la gravité du cas. M. Cornil décrit trois formes différentes : 1° l'érysipèle accompagné d'une simple rougeur ; 2° l'érysipèle accompagné de phlyctènes ; 3° l'érysipèle gangreneux.

Dans le premier cas, la rougeur est, en général, très marquée ; le voile du palais, la luette, les piliers, les tonsilles et le pharynx présentent une coloration pourpre en même temps qu'une tuméfaction qui, en déplissant la muqueuse, lui donne un aspect tendu, luisant, presque vernissé, caractéristique, que l'on ne retrouve guère que dans l'angine rhumatismale, et encore, dans cette dernière maladie, la rougeur est-elle toujours moins étendue.

Si l'inflammation est plus intense, on voit apparaître des phlyctènes d'un volume variant de celui d'un grain de millet à celui d'une noisette. L'évolution de ces phlyctènes est la même que celle des phlyctènes de la muqueuse buccale. Contenant d'abord du sérum, voire même du sang, elles s'infectent bientôt, deviennent purulentes et se rompent, laissant une exulcération blanchâtre, recouverte d'une fausse membrane mollasse, qui ne permet pas de les confondre avec les vésicules et les ulcérations herpétiques.

Le plus souvent, l'érysipèle se terminant par résolution, ces signes s'amendent, la rougeur devient moins uniforme et disparaît, ne laissant après elle qu'une dilatation des petites veines superficielles, dilatation qui persiste quelques jours après la guérison. Souvent cet amendement coïncide avec l'extension de l'érysipèle à la face.

Rarement la suppuration se produit, bien que Zuelzer ait rapporté des cas d'érysipèle du pharynx terminés par la formation d'abcès rétro-pharyngiens. Plus fréquente est la terminaison par gangrène. Après la rupture des phlyctènes, on voit au-dessous d'elles des points noirâtres qui s'accroissent rapidement. L'odeur caractéristique de la gangrène permet de diagnostiquer facilement cette complication qui met rapidement les jours du malade en danger, en le menaçant d'une intoxication putride. L'arrière-gorge est alors recouverte d'un magma noirâtre, formé de lambeaux de muqueuse macérée, se détachant au moindre effort de toux. Souvent la mort est le résultat de cette gangrène, si elle est étendue ; le malade s'éteint alors dans l'adynamie. Si le processus est limité, elle peut guérir, ainsi que Morell Mackenzie en a rapporté plusieurs observations.

Dans toutes les formes d'érysipèle du pharynx, les symptômes fonctionnels sont toujours très accusés. Le trismus est souvent considérable et semble lié à la tuméfaction, parfois énorme, des ganglions sous-maxillaires.

La déglutition est très douloureuse et rendue plus pénible par sa fréquence en raison du ptyalisme, quelquefois considérable, que M. Cornil attribue à l'extension du mal aux glandes salivaires.

Les symptômes généraux sont ceux de l'érysipèle en général. La fièvre, toujours considérable, affecte le type continu et se termine, dans les cas heureux, par une défervescence brusque.

Enfin, dans certains cas, comme M. Verneuil et Lavraud en ont rapporté des exemples, une première atteinte d'érysipèle pharyngé peut devenir le point de départ d'érysipèles à répétition de cette région.

Œsophagite érysipélateuse. — Elle est rare et sans intérêt spécial. Le plus souvent, l'érysipèle du pharynx n'envahit pas l'œsophage, et, dans plusieurs autopsies, J. Simon note que la rougeur s'arrêtait nettement à la partie supérieure de ce conduit. Néanmoins, Erichsen semble en avoir observé un cas, et, si l'on admet que l'érysipèle peut, dans certains cas, s'étendre à l'estomac et à l'intestin grêle, on est bien obligé d'admettre comme possible l'érysipèle de l'œsophage comme voie de propagation nécessaire.

Gastrite et entérite érysipélateuses. — Il est certain que tout érysipèle s'accompagne d'un état saburral plus ou moins prononcé, suivant son intensité. Mais on ne voit là habituellement qu'une manifestation de l'état général que l'on observe au cours de toute maladie fébrile aiguë. Néanmoins, dans certains cas, l'intensité et le mode d'apparition des symptômes gastro-intestinaux réclament une autre pathogénie. Lorsque, comme M. Rendu en a rapporté une très concluante observation, on voit l'érysipèle s'étendre de la face au pharynx et réapparaître ensuite à l'anus, après quelques jours de désordres graves dans les fonctions gastriques et intestinales, on est en droit d'admettre avec lui qu'il s'agit bien là d'une véritable propagation de l'érysipèle. Une observation d'Heydenreich, dans laquelle l'extension s'était faite par l'anus et le gros intestin, semble aussi très concluante. Si l'on joint à ces deux cas une observation d'érysipèle gastrique due à Guibout et le cas rapporté par Ivanovsky d'érysipèle du gros intestin ayant amené la mort, on a l'ensemble des faits qui nous permettent d'admettre l'existence d'un érysipèle de la muqueuse gastro-intestinale. Les autres observations sont susceptibles d'autres interprétations. Entre autres, la fameuse observation de Gubler a été vivement critiquée par nombre d'auteurs, qui veulent y voir la description anatomique d'une fièvre typhoïde, suivie d'érysipèle.

La diversité des symptômes présentés dans les différentes observations ne permet pas encore une description clinique d'ensemble.

Ulcérations intestinales. — Bien qu'elles semblent être, dans la plupart des cas, une manifestation de l'infection générale, nous décrirons ici les ulcérations de la muqueuse intestinale qui ont été décrites par Larcher, Malherbe et, plus récemment, par Juéry au cours de l'érysipèle.

Siégeant principalement au duodénum, plus rarement sur le reste de l'intestin grêle ou du gros intestin, elles ont été rapprochées, quant à leur pathogénie, des ulcérations que l'on rencontre parfois à la suite des brûlures étendues. Denucé les attribue, avec plus de raison à notre avis, à des embolies microbiennes obturant des artérioles intestinales. On pourrait donc, jusqu'à un certain point, les comparer aux ulcérations de l'estomac au cours des maladies infectieuses dont M. Letulle a démontré, dans ces derniers temps, la nature microbienne.

Dans un cas que nous pourrions dire analogue, puisqu'il s'agit aussi d'une infection sanguine à streptocoque à la suite d'une salpingite suppurée, nous avons constaté au niveau de l'iléon une altération de la muqueuse, qui aurait sans doute, par son évolution abouti à l'ulcération. Les villosités avaient disparu, la muqueuse était décolorée, son chorion épaissi et œdématié. A la surface, on constatait une légère érosion recouverte d'une très légère pseudo-membrane fibrineuse. Au microscope, on constatait que les vaisseaux sanguins étaient obturés par les streptocoques et que la partie interne de la muqueuse était déjà envahie par les microbes intestinaux.

Telle nous semble être la pathogénie des ulcérations érysipélateuses. L'arrêt des micro-organismes dans les vaisseaux sanguins a pour résultat un trouble nutritif permettant aux microbes de la surface d'envahir toute l'épaisseur de la muqueuse.

Les symptômes des ulcérations érysipélateuses ne présentent rien de spécial. Si elles siègent au duodénum, le malade présente, en général, une vive douleur épigastrique, et elles s'accompagnent d'épreintes et de ténesme, si le gros intestin est intéressé. En tout cas, elles produisent très rarement la mort, soit par perforation, soit par hémorrhagie, mais participent de la gravité du pronostic de l'infection sanguine, dont elles sont une manifestation.

En dehors de ces cas, nous pensons qu'il faut parfois invoquer un autre mécanisme, qui a été jusqu'ici à peine effleuré par les auteurs qui se sont occupés de la question. Nous voulons parler des modifications de virulence que subissent les micro-organismes intestinaux au cours de certaines infections. Seraphini, qui a fait de fort importantes recherches sur la virulence des matières fécales dans les maladies infectieuses, a surtout visé la pénétration dans l'intestin du microbe qui avait produit la maladie causale.

Dans les érysipèles graves et les autres affections streptococciques mortelles, principalement les piqûres anatomiques, la présence du streptocoque dans l'intestin, qui serait suffisante pour la production de la diarrhée suivant le résultat de nos expériences, semble loin d'être constante. Nous pensons qu'il faut faire une large part à l'exaltation des microbes existant normalement dans l'intestin, et spécialement du *bacterium coli commune*, que nous avons trouvé très virulent dans l'intestin des lapins morts d'érysipèle et ayant présenté de la diarrhée durant les derniers jours de leur maladie. Nous avons fait la même observation sur l'homme, et nous croyons qu'il y a là une voie intéressante pour de nouvelles recherches, principalement en ce qui concerne la pathogénie des diarrhées et des ictères infectieux.

CHAPITRE XVI

DES AFFECTIONS DU SYSTÈME NERVEUX
DANS L'ÉRYSIPÈLE

Tous les anciens auteurs signalent la méningite au nombre des complications fréquentes de l'érysipèle et admettent comme voies de propagation les communications directes, soit veineuses, soit lymphatiques, entre le cuir chevelu et la cavité cranienne. Mais, dès que l'on veut rechercher des faits positifs et des observations suivies d'autopsie, on est, au contraire, frappé de la rareté de cette complication. Dans la plupart des cas où le diagnostic méningite avait été porté pendant la vie, en raison des caractères et de l'intensité des phénomènes nerveux, le rapport nécroscopique ne constate qu'un peu de congestion de la pie-mère, constatation qui semble bien n'être autre chose que l'aveu mal déguisé d'une erreur de diagnostic. Quant à la méningite vraie, semblable aux autres méningites à streptocoques décrites par M. Netter, elle semble être absolument exceptionnelle, et, comme observation bien nette, il faut remonter à celle déjà ancienne de Lebert. Adenot, dans une thèse très complète sur les méningites microbiennes, ne cite même pas la méningite érysipélateuse.

La fréquence du délire, sur la pathogénie duquel

nous ne reviendrons pas ici, est sans doute le point
de départ de cette erreur ; mais comment pouvons-
nous nous expliquer le fait même de la rareté de la
méningite érysipélateuse, s'opposant d'elle-même à la
fréquence de l'érysipèle du cuir chevelu, alors que
nous voyons la pleurésie compliquer fréquemment
l'érysipèle thoracique et la péritonite celui de la paroi
abdominale. Deux hypothèses seules *à priori* sont possibles : ou l'apport du streptocoque dans cette cavité
est rare ; ou la séreuse ne réagit pas contre le streptocoque. La constatation directe de ce microbe, faite
par Netter dans certains exsudats purulents des méninges, nos inoculations par trépanation, rapidement
mortelles chez les animaux démontrent d'une manière
absolue la fausseté de cette dernière opinion. Il faut
donc admettre que ni les lymphatiques, ni les veines
n'apportent fréquemment le microbe dans la cavité
arachnoïdienne. Les communications sanguines, certaines, existant entre les veines faciales ou craniennes
et les sinus cérébraux sont insuffisantes à provoquer
l'infection méningée. Les veines sont rarement intéressées dans l'érysipèle, ainsi que nous l'avons vu, et
la propagation d'une phlébite aurait d'ailleurs pour
résultat une inflammation des sinus, ainsi que
MM. Hayem et Weber en ont rapporté chacun une
observation. Plus rarement, la phlébite des sinus peut
être provoquée par l'infection générale ; Schwebel en
cite un cas dans sa thèse.

Quant aux communications lymphatiques, en l'absence de constatation directe, la rareté même de la
méningite est une preuve de leur peu d'importance.
Il nous a semblé, en effet, que la seule voie de propagation du streptocoque aux méninges était le tissu rétro-

orbitaire, chemin suivi par l'agent infectieux dans une observation personnelle.

La méningite est donc une complication très rare de l'érysipèle de la face et qui ne mériterait pas un pareil développement si nous n'avions cru devoir insister sur la facilité avec laquelle les conceptions *à priori* prennent place dans la science, grâce à des données ou des interprétations erronées.

Les méninges rachidiennes semblent également rarement intéressées au cours de l'érysipèle, et l'observation unique d'Elsasser n'est pas de nature à entraîner la conviction.

Nous ferons les mêmes restrictions au sujet de l'encéphalite à streptocoque, reposant sur une observation isolée de Schülle. Cet auteur, en effet, a rencontré toute la substance cérébrale et les cellules nerveuses elles-mêmes farcies de streptocoques. Il est difficile de reconnaître dans la lésion qu'il décrit le *modus faciendi* du microbe de l'érysipèle, et nous croyons que l'encéphalite érysipélateuse a besoin d'autres faits pour pouvoir être admise et décrite.

Néanmoins, là encore on ne peut invoquer une immunité spéciale du tissu cérébral vis-à-vis du microbe. Parmi les abcès cérébraux, un certain nombre, la majorité même, semblent relever du streptocoque, et c'est ce microbe que nous avons rencontré dans deux observations. Le streptocoque semble capable également de produire dans le système nerveux central des infarctus d'un aspect spécial, pouvant peut-être aboutir à la formation d'abcès, ainsi que nous en avons rapporté un cas.

Cette étude des complications érysipélateuses du côté du système nerveux central nous a conduit jusqu'ici à des conclusions négatives ; et pourtant, sans compter la fièvre, les symptômes nerveux graves sont fréquents au cours de l'érysipèle. Délire, convulsions ne semblent donc pas liés à des altérations anatomiques. Les expériences de Manfredi et Traversa, qui ont pu actionner le système nerveux au moyen de produits de culture filtrés, peuvent nous amener à supposer que ces symptômes sont dus à l'action des produits solubles sur le névraxe.

Cette impressionnabilité des cellules nerveuses par le poison érysipélateux peut, dans certains cas, exercer une influence favorable. On ne saurait, dans l'état de la science, trouver une explication plus plausible des faits authentiques de psychoses guéries par l'apparition d'un érysipèle intercurrent. Tillmanns et Zenker, mais surtout Meyran et Verga, ont apporté des observations de ce genre qui semblent très probantes.

A ces cas heureux viennent s'opposer les faits non moins certains de paralysie générale, survenant, chez les sujets prédisposés, comme complications lointaines d'érysipèles répétés. Baillarger a le premier attiré l'attention sur cette filiation, dont il nous a été donné d'observer un exemple absolument démonstratif.

On ne sait rien encore sur la microbiologie des névrites périphériques, que tout le monde s'accorde à regarder comme infectieuses dans bien des cas. Dans l'érysipèle, néanmoins, les troncs nerveux semblent jouir d'une immunité relative. Sur des coupes d'érysipèle, par la dissociation des petits filets nerveux situés au niveau de la plaque érysipélateuse, on ne peut constater aucune lésion de la myéline ou du cylindre axe, aucune prolifération des noyaux des segments inter-annulaires. Dans certains cas pourtant, la gaine lamelleuse peut être infiltrée de leucocytes, mais nous n'avons jamais rencontré de microbes à ce niveau. Cliniquement, néanmoins, Denucé attribue à l'érysipèle certaines névrites périphériques s'accompagnant de troubles sensitifs et moteurs.

Organes de l'ouïe. — Les lésions de l'oreille au cours de l'érysipèle ne présentent pas grande particularité anatomique ou pathogénique. Le pavillon de l'oreille, fréquemment intéressé, présente au maximum les altérations de l'érysipèle typique. A cause de la finesse de la peau à ce niveau, les phlyctènes y sont habituelles et les complications gangreneuses fréquentes. En revanche, l'adhérence du derme aux couches profondes rend relativement rares les accidents phlegmoneux.

Nous en dirons autant du conduit auditif externe et de la face externe de la membrane du tympan, qui doivent à leur revêtement cutané d'être égaux devant l'érysipèle. Néanmoins, leur envahissement s'accompagne toujours d'une douleur très vive et même, dans certains cas, de bruits subjectifs qui peuvent devenir fort pénibles en empêchant tout sommeil.

L'oreille moyenne peut être également intéressée et le micro-organisme y être apporté soit par le conduit auditif à travers la membrane tympanique, soit, plus rarement, par la trompé d'Eustache en cas d'érysipèle pharyngé (cas de Gull, de Dechambre). Le résultat de cette localisation est habituellement une otite purulente, et nous devons rappeler ici la gravité toute spéciale que M. Netter a attribuée aux otites provoquées par le streptocoque.

Organes de la vue. — Les altérations oculaires sont

beaucoup plus complexes. Néanmoins, le derme conjonctival est rarement atteint, protégé probablement contre la propagation microbienne par le cartilage tarse et son mode d'insertion cutané au niveau du bord palpébral. Il n'est pas rare cependant, en cas de gonflement considérable des paupières, de voir apparaître une conjonctivite catarrhale, habituellement peu grave, où l'on peut quelquefois retrouver le streptocoque.

La kératite est rare toutefois, et le microbe pathogène ne pénètre qu'exceptionnellement par cette voie dans les milieux internes de l'œil. Mais, quelle que soit la manière par laquelle il s'y introduit, sa présence se manifeste par des accidents graves, aboutissant à la panophthalmite et à la fonte purulente de l'œil. Cela, du reste, ne doit pas nous surprendre, car, ainsi que le montre l'expérimentation, l'œil est la voie de pénétration par laquelle le streptocoque, comme bien d'autres micro-organismes, rencontre le moins de résistance.

En dehors de cette complication par action directe, l'érysipèle peut également agir médiatement sur l'appareil de la vision.

C'est principalement lorsque le processus s'étend au tissu conjonctif de l'orbite que l'œil peut, de seconde main, en ressentir les atteintes. En dehors du phlegmon orbitaire, bien décrit par Williams, et qui peut s'accompagner d'accidents mortels par propagation aux méninges, on a noté le décollement de la rétine (Heincke), l'atrophie de la choroïde (Schenckl), enfin l'apparition brusque d'une myopie considérable due à l'allongement du diamètre antéro-postérieur de l'œil, comprimé par le gonflement phlegmoneux (Cuignet).

Mais le plus fréquent des accidents oculaires est, sans contredit, l'atrophie de la papille, dont on a rapporté, dans ces derniers temps, un grand nombre d'observations. Cette atrophie peut être unilatérale, et alors elle est, en général, précoce et provoque une cécité incurable. Les phénomènes ophthalmoscopiques observés rapprochent cette forme des cas d'embolie de l'artère centrale de la rétine. Pourtant, ce que nous savons de la rareté des embolies au cours de l'érysipèle doit nous faire considérer cette pathogénie comme peu fréquente. Schwalle a invoqué une propagation du processus érysipélateux par le système lymphatique. En raison des phénomènes inflammatoires, provoqués en général par la pénétration du streptocoque dans les milieux oculaires, nous pouvons supposer que cette explication ne peut être généralisée. Nous serions plus tenté d'admettre que, dans les cas où l'atrophie a été précédée d'un phlegmon orbitaire, il s'agit là d'une névrite de voisinage, ainsi que nous avons pu le constater dans un cas mortel.

A côté de cette atrophie unilatérale, M. Parinaud a étudié avec beaucoup de soin une forme bilatérale d'atrophie papillaire. Cette forme, moins précoce dans son apparition, d'un pronostic moins sévère au point de vue oculaire, s'accompagne habituellement de phénomènes cérébraux ; aussi M. Parinaud attribue-t-il son apparition à des lésions du système nerveux central.

CHAPITRE XVII

Nous avons vu, à propos de l'étude anatomo-pathologique de la plaque érysipélateuse, qu'à son niveau les vaisseaux sanguins paraissaient sains dans la plupart des cas et que l'on ne rencontrait jamais de chaînettes dans leur intérieur. Le milieu sanguin reste-t-il complètement en dehors du processus et ne participe-t-il pas aux altérations si variées reconnaissant l'érysipèle pour cause? C'est ce que nous allons étudier ici.

A priori, du reste, étant données, depuis la découverte des toxines et autres produits solubles de l'activité microbienne, étant données, dis-je, les théories humoristes nouvelles qui tendent à régner aujourd'hui, il serait difficile de concevoir qu'il se produise dans un point de l'économie une fermentation aussi accusée que celle de l'érysipèle, sans qu'il en résulte au moins une altération chimique du sang par son passage au niveau de la plaque érysipélateuse. Ce serait donc à cette adultération sanguine qu'il faudrait rapporter le lien d'étroite solidarité qui unit les différents organes et que les anciens auteurs nommaient lien sympathique.

Malheureusement, ces modifications chimiques échappent encore pour la plupart à l'analyse chimique, bien que de tout temps elles fussent invoquées pour expliquer l'intensité de la généralisation des symptômes dans l'érysipèle. La doctrine hippocratique invoquait le mélange de bile et de sang, et Schonlein, pour les besoins de la théorie, avait trouvé des pigments biliaires dans le sérum sanguin.

Il est vrai que la manière dont il en constatait la présence par l'amertume plus ou moins prononcée du sang était peu scientifique. L'âcreté des humeurs, dans l'érysipèle, n'est pourtant pas une conception purement imaginaire. Nous avons pu constater à plusieurs reprises, l'action mordicante qu'exerce sur la peau le sang des érysipèles infectieux. Une simple goutte sur le dos de la main y produit rapidement de la rubéfaction et de la démangeaison.

Chimiquement, nous ne connaissons guère que les variations de la fibrine dans le sang érysipélateux. L'augmentation de cette substance est constante et peut être microscopiquement constatée, même dans les cas les plus légers, par l'étude microscopique. On observe sur la lame la formation d'un réseau fibrineux se rapprochant du type n° 2 de M. Hayem.

Le dosage en poids indique également une quantité double ou triple de la normale, ainsi qu'il résulte des analyses d'Andral et Gavarret, Popp, Zimmermann, Heller, Scherer, etc. Ce dernier signale en même temps une augmentation des matières extractives. Nous savons à quel aveu d'ignorance correspond cette constatation. Becquerel note également cette augmentation de la fibrine avec une variation en sens inverse de l'albumine du sérum. Cette donnée s'explique facilement par les théories actuelles de la coagulation du sang, et l'on peut admettre que, dans l'érysipèle, le sang contient une plus grande quantité de ferment fibrinogène.

La présence de diastases dans le sang est, du reste, corroborée par le fait suivant, qui s'observe également dans un grand nombre de maladies infectieuses.

Dans les érysipèles très graves, mortels, où l'on constate, pendant la vie, une augmentation énorme de la fibrine du sang, on trouve, à l'autopsie, les cavités cardiaques remplies d'un sang noir, poisseux, ayant perdu la faculté de se coaguler, dont l'aspect est connu sous le nom de sang infectieux. Il est certain que cette liquéfaction, ce changement d'état de la fibrine, se produisant en dehors du processus de la putréfaction, ne peut s'expliquer que par l'action de ferments solubles, soit sécrétés par le microbe lui-même, soit élaborés par l'organisme.

Le milieu sanguin semble, du reste, profondément modifié dans ses propriétés physiologiques, et, si l'on emploie comme bouillon de culture le sérum sanguin d'un animal ayant subi une atteinte érysipélateuse, on observerait, d'après Roger, le fait suivant : le streptocoque y végéterait parfaitement, mais y dépouillerait toutes ses propriétés virulentes et se montrerait ensuite inoffensif pour les animaux. Nous n'avons pu obtenir les mêmes résultats, mais avouons que, dans les questions de variations de virulence, si délicates et obéissant à des facteurs encore inconnus, il est nécessaire de nombreuses expériences avec des sérums et des micro-organismes de diverses provenances pour pouvoir formuler l'affirmation ou la négation d'une proposition.

Plus connues, mais d'un intérêt moindre, sont les

variations dans la forme et le nombre des éléments figurés.

Le nombre des globules rouges est habituellement diminué au cours de l'érysipèle. Ce chiffre s'abaisse de 500,000 à 1 million au-dessous de la normale, ainsi qu'il résulte des numérations de Malassez et de Denucé. Cette diminution serait compensée, d'après M. Hayem, par une crise hématoblastique, apparaissant au début de la convalescence.

En dehors de cette modification quantitative, certains auteurs ont voulu décrire une lésion constante des globules rouges, qui seraient crénelés, d'après Hueter et Tillmanns, ou diminués de diamètre pour Hiller et Northon Withney. Mais ces altérations sont probablement liées à des erreurs de technique ; car, au microscope, l'examen direct du sang ne montre rien autre chose qu'une tendance considérable des globules rouges à se disposer en piles.

Les modifications des globules blancs sont plus intéressantes. M. Malassez, dans de patientes recherches, a obtenu les résultats suivants : dans la numération des leucocytes, il considère un chiffre absolu se rapportant au nombre total des globules blancs contenus dans un millimètre cube de sang et un chiffre relatif ayant trait à la proportion qui existe entre le nombre des globules rouges et celui des leucocytes dans le même volume de sang. Or, dans l'érysipèle, on trouve dans le sang de la circulation générale une diminution du chiffre absolu et une augmentation du chiffre relatif, augmentation qui avait égaré MM. Troisier et Vulpian, les méthodes de numération rigoureuse étant alors peu employées en clinique. Au contraire, dans le sang pris au niveau de la plaque érysipélateuse, la diminution est à la fois absolue et relative, et le chiffre des globules rouges se rapproche de la normale, en raison de la concentration que fait subir au sang l'exsudation du plasma. M. Malassez, qui, après les contestations de Walter Moxon et Goodhart, a vérifié de nouveau ses résultats, veut voir dans ces chiffres la preuve mathématique de la diapédèse.

Quant à la morphologie des leucocytes, Hiller prétend qu'ils sont plus granuleux qu'à l'état normal. Ce que nous savons des différences de structure et d'origine des différents éléments blancs du sang nous fait considérer cette observation comme de peu de valeur.

Les granulations sanguines amorphes présentent quelques variations intéressantes. M. Troisier avait depuis longtemps signalé l'augmentation de nombre des granulations du plasma sanguin. Dans nos examens, il nous a semblé que cette augmentation portait surtout sur les granulations qu'Ehrlich a décrites sous le nom de basophiles, en raison de leurs affinités chimiques. On rencontre également toujours en grand nombre les corps granuleux que M. Hayem a décrits sous le nom de plaques phlegmasiques et sur la nature desquels on n'est pas encore fixé.

Mais la question la plus intéressante et la plus discutée que soulèvent les altérations du sang dans l'érysipèle est, sans contredit, celle de la présence ou de l'absence du streptocoque dans le milieu sanguin. Les deux opinions absolues réunissent des partisans autorisés. Pour les uns, l'érysipèle est une maladie purement locale, dans laquelle le microbe est localisé au niveau de la plaque et dans le système lymphatique voisin ; les symptômes généraux sont dus à la réaction organique et à la résorption des produits de fermentation ayant pris naissance à ce niveau. Pour les autres, l'érysipèle est une infection générale, une véritable septicémie, dans laquelle l'adultération sanguine par le streptocoque serait constante et menacerait sans cesse les organes internes. La plaque érysipélateuse ne serait que la manifestation locale au niveau du point d'inoculation. Simple maladie cutanée pour Fehleisen, affection *totius substantiæ* pour Lukomsky, Denucé et les auteurs du dictionnaire de Dechambre, telles sont les deux opinions extrêmes qui, chacune, s'appuient sur des arguments et des faits sérieux.

L'examen des coupes qui montrent l'absence de lésions de vaisseaux sanguins, les résultats négatifs des cultures du sang recueilli pendant la vie, la rareté des complications viscérales, tels sont les arguments que Fehleisen invoque en faveur de son opinion.

D'un autre côté, la constatation directe du streptocoque dans le sang du cœur dans certaines autopsies de Denucé, Neumann, Escherich et Fischl, Cornil, l'existence du streptocoque au niveau de certaines lésions des organes internes, inexplicables en dehors de son action directe, sont de meilleures preuves de l'infection sanguine que les constatations directes de Nepveu, Hueter, qui, nous l'avons vu, sont loin d'être démonstratives.

La vérité nous semble être, comme dans bien des cas, entre ces deux opinions extrêmes. Dans l'érysipèle bénin ou même de moyenne intensité, chez un individu sain, la lésion semble être absolument limitée à la peau et le milieu sanguin reste indemne. L'examen direct des coupes ne démontre nulle part l'existence du streptocoque dans les vaisseaux sanguins et ne montre même pas la possibilité du passage à ce niveau. Tous les ensemencements que nous avons faits, même avec une quantité considérable de sang, sont restés négatifs. Il est donc bien certain pour nous que, si l'infection sanguine existe dans l'érysipèle, elle ne se montre que comme un accident, peut-être fréquent, mais qu'elle ne fait pas partie de l'essence même de la maladie.

Cet accident serait même pour nous d'une grande importance pronostique et ne se montrerait que dans les érysipèles particulièrement graves ou chez des sujets ne présentant aucune résistance organique. C'est surtout dans les nécropsies que la constatation directe du microbe a été faite. Or, on peut se demander si, dans bien des cas, il ne s'agissait pas simplement d'une infection agonique. On sait, en effet, que, dans les maladies les plus localisées, il peut se produire, peu de temps avant la mort, un passage massif des micro-organismes dans le milieu sanguin, qui n'est plus défendu contre eux. A ce moment-là, ainsi que nous avons pu le constater, on obtient facilement des cultures avec le sang de la circulation générale. Dans d'autres cas, néanmoins, l'infection sanguine semble remonter plus loin et le streptocoque, en se fixant dans les organes, a eu le temps de produire des lésions réactionnelles, qui attestent l'ancienneté de sa présence. L'infection sanguine nous semble donc hors de doute dans beaucoup de cas d'érysipèle mortel.

Il est beaucoup plus difficile de se prononcer en cas de survie. En ce cas, les accidents viscéraux sont exceptionnels. L'albuminurie n'est pas, comme nous le verrons, un symptôme de certitude de la présence du streptocoque dans les vaisseaux du rein. Les cultures du sang sont négatives, mais ce n'est là qu'une probabilité de l'absence du microbe dans la totalité de la masse sanguine. La clinique démontre à la fois la possibilité du passage du streptocoque dans le sang et l'inconstance de cette complication.

Par exemple, nous avons observé, après d'autres auteurs, plusieurs cas d'avortement dus à l'érysipèle. Si le streptocoque avait existé massivement dans le sang, il est probable que la présence du microbe dans la cavité utérine aurait déterminé des symptômes graves, et dans tous les cas, au contraire, les suites ont été normales.

Dautre part, M. Reclus a rapporté au congrès de chirurgie une observation très intéressante. Il s'agissait d'une femme, porteur d'un hématome de la paroi abdominale, qui, au cours d'un érysipèle de la face, infecta cet hématome et le transforma en un abcès, dans le pus duquel on trouva le streptocoque pur. D'autres cas analogues ont été publiés.

La question ne peut donc être tranchée ni dans un sens, ni dans l'autre. L'infection sanguine est possible, elle n'est pas fatale. Elle existe dans un certain nombre de cas, mais on ne peut en déterminer la fréquence. En un mot, l'on peut dire de l'érysipèle ce que M. Germain Sée a dit de la pneumonie : « c'est une infection locale, pouvant secondairement devenir une infection générale. »

On se rendra, du reste, mieux compte de cette inconstance de l'infection possible en étudiant quelle est la voie suivie par le microbe pour pénétrer dans le sang, et quelle pathogénie on peut assigner à cet accident. Au premier abord, il semble naturel de croire que ce dassage se fait au niveau de la plaque érysipélateuse et des espaces conjonctifs. Mais la question n'est pas aussi simple que semblent le dire les auteurs de l'article du dictionnaire de Dechambre, qui, sans être très explicites, admettraient volontiers cette opinion. « Pourquoi, disent-ils, le milieu sanguin serait-il interdit à un micrococcus qui pullule dans les espaces lymphatiques dont les relations avec la circulation sanguine sont des plus directes? » Les relations entre le système sanguin et le système lymphatique, ainsi que la barrière qui les sépare, sont, croyons-nous, mal connues ; mais il suffit de regarder une coupe d'érysipèle pour s'assurer que la barrière est suffisante pour protéger le milieu sanguin. Même au niveau d'une suffusion hémorrhagique, nous n'avons jamais pu constater ce passage du microbe dans le sang, ni rien observer des sonditions qui pourraient le rendre possible. Les capillaires sanguins sont toujours indemnes dans l'érysipèle, sauf en cas d'érysipèle phlegmoneux. Or, dans ces cas-là, c'est, au contraire, une détente dans les phénomènes généraux que l'on observe au moment où, anatomiquement, les vaisseaux sanguins commencent à être intéressés.

Il nous semble bien plus rationnel, et c'est là notre conviction, d'admettre que le transport du streptocoque dans le sang se fait par le mélange physiologique du sang et de la lymphe au niveau de l'embouchure du canal thoracique ou de la grande veine lymphatique. Nous avons vu les streptocoques entraînés par drainage dans les voies lymphatiques, où ils deviennent la proie des leucocytes. Mais qu'en raison d'une virulence plus grande du microbe ou d'une activité moins grande des leucocytes cette destruction physiologique n'ait lieu ni dans les vaisseaux, ni dans les ganglions traversés par la lymphe venue du point infecté, le microbe sera déversé vivant dans la circulation sanguine, où il pourra proliférer ou être détruit, suivant le rapport de sa résistance à celle de l'organisme.

Le nombre et l'efficacité des obstacles que rencontre le streptocoque entre sa porte d'entrée et le canal thoracique décident de la généralisation de l'infection ou de sa localisation. Nous avons vu que, suivant sa virulence, le streptocoque pouvait se trouver arrêté dès les premières voies lymphatiques, ou traverser, sans éveiller aucune réaction, vaisseaux et ganglions, pour arriver à la circulation générale. L'érysipèle, l'abcès local, la lymphangite, réticulaire ou tronculaire, l'adénite proche ou éloignée, la septicémie curable, la pyohémie, la septicémie foudroyante, ne sont que les résultats des variations de puissance des deux facteurs en jeu : le streptocoque infectant et l'organisme infecté.

Dans certaines piqûres anatomiques, on peut suivre pas à pas, de minute en minute, les progrès du streptocoque et le chemin parcouru par lui ; à la traînée de lymphangite, partant du point d'inoculation, succède bientôt une adénite épitrochléenne, puis une adénite axillaire ; puis la douleur plonge dans la profondeur du creux sous-claviculaire, précédant de quelques minutes l'explosion des phénomènes généraux.

Du reste, si l'on n'admet pas cette voie d'infection, il est impossible d'expliquer tous les cas.

Si donc, malgré la protection physiologique que doit exercer le système lymphatique, le streptocoque passe dans la circulation sanguine, on doit se demander ce que devient le microbe une fois introduit dans le milieu intérieur. Dans les cas les plus graves, lorsque le terrain est favorable et inerte, les streptocoques prolifèrent et amènent rapidement la mort, sans que l'organisme se soit départi de son rôle passif.

Dans les cas curables, au contraire, l'organisme se défend et sort vainqueur. Nous n'insisterons pas sur la manière dont se décide la victoire, car cela nous entraînerait à discuter toutes les théories sur la destruction des micro-organismes dans l'économie. Examinons simplement les faits tels qu'on peut les constater par l'examen microscopique.

Presque tous les streptocoques que l'on peut trouver sur les coupes des vaisseaux sanguins, chez les malades morts d'érysipèle, sont inclus dans les leucocytes. On ne les trouve libres que si la marche a été celle d'une septicémie foudroyante. Ces leucocytes bourrés de micro-organismes sont très communs sur la coupe des artères, rares, au contraire, sur celle des veines, sauf peut-être celles du foie ; cette différence est surtout sensible sur les coupes du rein, alors même qu'il y a peu de lésions parenchymateuses.

Il semble donc que les micro-organismes soient détruits ou éliminés à leur passage dans les capillaires. Ce fait tendrait à établir le rôle phagocytaire de l'endothélium vasculaire, soutenu et démontré par Metchnikoff. On peut surtout l'observer sur les cellules étoilées qui représentent l'endothélium vasculaire à la surface des travées hépatiques. Sur les coupes, ces éléments sont bourrés de microbes, alors que les cellules hépatiques voisines semblent normales. Le même fait s'observe au niveau de la rate, mais ce rôle destructif semble appartenir surtout au système vasculaire. Ce rôle de protection rempli par l'endothélium vasculaire explique la prédisposition aux localisations dans les points où la membrane vasculaire interne est le siège d'une ancienne lésion. De là le rôle prédisposant des vieilles lésions cardiaques à l'endocardite infectieuse, ainsi que nous en avons rapporté un cas des plus probants où, chez un vieux mitral, un érysipèle intercurrent a causé une endocardite végétante à streptocoque très virulent.

Peut-on diagnostiquer la présence du microbe dans le sang? Nous avons vu que l'examen du sang était le plus souvent négatif. Parfois, on peut retrouver le corps du délit dans les urines, et alors on peut affirmer l'infection sanguine. En clinique, l'apparition des complications intéressant des organes lointains, et qui ne peuvent s'expliquer que par la présence du streptocoque en des points où la propagation lymphatique ne peut être invoquée, est un élément des plus précieux. En dehors de ces lésions viscérales, deux ordres de symptômes semblent relever directement de l'infection sanguine.

En premier lieu, ce sont les éruptions généralisées. Ces sortes de rash scarlatiniformes, morbilliformes, etc., sont rares dans l'érysipèle. Nous en avons pourtant observé un cas.

Mais l'on peut en rapprocher les éruptions scarlatiniformes, qui, ainsi que l'ont décrit Verneuil et Trembley, viennent fréquemment compliquer les septicémies, le plus souvent streptococciques. Notre ami Mussy, étudiant les éruptions cutanées que l'on observe chez les enfants, principalement au cours de la diphthérie, attribue un rôle important au strep=

tocoque que l'on rencontre, dans la plupart de ces cas, au niveau des plaques diphthéritiques.

En dehors de ces érythèmes diffus, l'érysipèle peut s'accompagner de purpura généralisé, et ce sont ces cas que M. Verneuil a décrits sous le nom d'érysipèles hémorrhagiques, et qui sont tout à fait comparables aux formes hémorrhagiques des fièvres éruptives. Bien que les examens directs fassent encore défaut, on peut sans crainte émettre l'hypothèse qu'il s'agit là d'une action streptococcique spéciale, d'une modification dans son mode d'infection, amenant la production d'un purpura par sa généralisation, après avoir donné lieu à un érysipèle au niveau de sa porte d'entrée. Les travaux récents ont, en effet, démontré que le purpura hémorrhagique pouvait être dû à l'introduction dans la circulation sanguine de microbes divers, parmi lesquels le streptocoque tient certainement le premier rang au point de vue de la fréquence.

De ces observations, nous pouvons rapprocher les faits cliniques, très intéressants, rapportés par Hall et Œxler, à la suite d'une épidémie ayant sévi dans le nord du Vermont et dans le New Hampshire, en 1842-1843. Il s'agissait, en effet, d'une fièvre intense, brusque dans son début, semblant nettement contagieuse, s'accompagnant d'éruptions cutanées et d'érysipèle. Cette dernière manifestation était constante, et les auteurs cités plus haut donnèrent à l'affection le nom de fièvre érysipélateuse. Ce qui achèverait de faire supposer la nature streptococcique de cette maladie, c'est la coïncidence observée par eux et notée formellement de cette fièvre avec une épidémie d'infection puerpérale, qui débuta et se termina en même temps.

La seconde complication générale qui nécessite la présence du micro-organisme dans le sang est la pyohémie qui vient parfois compliquer l'érysipèle, surtout l'érysipèle chirurgical. Gosselin, Konig, Hueter et surtout Roser en ont rapporté des exemples. Cette pyohémie peut être généralisée et le malade présenter des abcès métastatiques du foie, du cerveau, du poumon, etc., comme dans l'infection puerpérale ordinaire. Plus souvent, elle est moins bruyante, plus localisée, et l'on observe simplement des épanchements purulents dans une ou deux cavités séreuses. Les pleurésies purulentes dont nous avons parlé plus haut, les péricardites, les arthrites suppurées relèvent de la pyohémie. Ces accidents sont souvent précédés des éruptions érythémateuses signalées plus haut, ainsi que l'ont constaté MM. Verneuil, Duplay, Tillmanns, etc.

CHAPITRE XVIII

D'après MM. Jaccoud et Sevestre, qui ont les premiers signalé cet ordre de complications, les déterminations cardiaques de l'érysipèle seraient loin d'être rares et, par un examen quotidien du malade, on arrive souvent à les constater. Elles peuvent intéresser soit son revêtement externe, soit son revêtement interne, soit enfin le muscle lui-même. On peut donc étudier des péricardites, des endocardites, des myocardites érysipélateuses ; en effet, ces trois lésions sont loin d'offrir une pathogénie et une anatomie pathologique univoques, et certaines formes sont encore bien mal connues à ce point de vue.

Péricardite érysipélateuse. — On peut observer au cours de l'érysipèle une péricardite sèche ou une péricardite avec épanchement. La première n'a pas été souvent constatée à l'autopsie ; mais, néanmoins, sa fréquence clinique paraît assez considérable. Dans ses observations, M. Sevestre note un cas d'épaississement de la séreuse, mais sans exsudat, et M. Durozier a bien rencontré dans une nécropsie d'érysipèle thoracique le péricarde rouge et épaissi par places. Nous avons observé un cas bien net de péricardite sèche au début. C'était au niveau d'une ancienne plaque laiteuse. La séreuse apparaissait dépolie et était recouverte d'une très légère couche de fibrine coagulée. Au-dessous, la plaque apparaissait comme œdématiée et turgescente. Sur des coupes à ce niveau, nous avons trouvé en abondance le streptocoque soit dans les vaisseaux sanguins, soit autour. Il semble que l'inflammation ancienne qui avait abouti à la formation de la plaque laiteuse ait créé là un *locus minoris resistantiæ*, puisque tout le reste du péricarde ne présentait aucune altération.

Cliniquement, la péricardite est le plus souvent latente et ne peut se diagnostiquer que par le frottement qui vient s'ajouter au souffle endocarditique ou aux signes d'un épanchement pleural. Étudiée par Jaccoud et Sevestre, puis par Hesse et Zuelzer, cette forme est le plus souvent curable ; aussi devons-nous faire quelques réserves au point de vue de son anatomie pathologique et de sa pathogénie.

La péricardite avec épanchement est plus fréquemment rencontrée aux nécropsies d'érysipèles. La cavité séreuse est, dans ce cas, remplie d'un liquide louche, parfois franchement purulent, dans lequel nagent des flocons de fibrine coagulée. Une épaisse pseudo-membrane fibrineuse recouvre les feuillets séreux.

Cet exsudat est composé de leucocytes emprisonnés dans les mailles de la fibrine et contenant souvent des microbes dans leur intérieur. On trouve aussi quelques chaînettes libres.

Ces péricardites purulentes peuvent être rapprochées des péricardites à streptocoques primitives, dont Duflocq a rapporté un cas intéressant à la Société anatomique. Dans certains cas, néanmoins, le liquide épanché est purement séreux, les fausses membranes plus denses et l'on ne rencontre pas de micro-organismes dans la sérosité.

La péricardite est rarement isolée comme complication de l'érysipèle. Elle est le plus souvent liée à une pleurésie ou à une endocardite. Il est probable que c'est le plus souvent par ses connexions lymphatiques que la séreuse s'infecte. La chose est probable en cas d'endocardite préalable, certaine en cas de péricardite secondaire à une pleurésie. On ne peut invoquer d'autre pathogénie dans les observations où le péricarde s'enflamme à la suite d'un érysipèle des parois thoraciques, ainsi que Gobé et Durozier en ont rapporté des observations.

Cette voie n'est pourtant pas exclusive. En dehors du cas que nous avons signalé plus haut, on a rapporté des observations où la péricardite était un accident au cours d'un érysipèle pyohémique. Du reste, chez les animaux, et principalement chez le cobaye, on observe fréquemment la péricardite avec épanchement séreux comme accident de la septicémie mortelle produite par l'inoculation du streptocoque érysipélateux.

Endocardite érysipélateuse. — Les nombreuses observations cliniques d'endocardite venant compliquer l'érysipèle permettent d'en décrire deux formes bien distinctes : l'une comparable à l'endocardite rhumatismale et guérissant presque toujours, l'autre, au contraire, mortelle et présentant l'évolution et les lésions de l'endocardite infectieuse.

La première s'accompagne fréquemment de péricardite sèche ; M. Jaccoud, qui a attiré sur elle l'attention dès 1873, ne l'a jamais vue siéger qu'aux orifices auriculo-ventriculaires ; elle donne lieu, le plus souvent, aux signes physiques, rarement aux symptômes fonctionnels de l'insuffisance mitrale aiguë. Elle guérit ordinairement sans laisser de traces ; néanmoins, dans des cas rares, elle peut produire ultérieurement les lésions et les accidents de l'endocardite chronique. Elle est donc très analogue à l'endocardite rhumatismale, d'autant que l'on observe fréquemment, en même temps qu'elle, les complications articulaires que nous signalerons plus loin.

Si cette forme est bien connue cliniquement, on en est réduit à des hypothèses sur sa pathogénie et son anatomie pathologique. Bien que les partisans de l'infection sanguine veuillent voir dans cette endocardite une manifestation locale du streptocoque et la considèrent comme une preuve péremptoire de leur théorie, il faut attendre, pour se prononcer, la constatation directe de l'agent pathogène. Pour nous, nous l'avons recherché vainement dans le sang dans deux cas bien nets d'endocardite d'origine mitrale érysipélateuse. On ne peut tirer aucune conclusion de ces deux résultats négatifs.

Cette action directe du micro-organisme n'est, au contraire, nullement douteuse dans la seconde forme d'endocardite qu'il nous reste à décrire. L'évolution et la lésion sont semblables, ainsi que le fait remarquer G. Lion, à celles de l'endocardite qui accompagne la pyohémie ou de l'infection puerpérale. Elle revêt le plus souvent la forme végétante, avec embolies multiples pouvant produire l'aphasie ou la gangrène. Souvent, elle passe inaperçue, n'étant qu'un épiphénomène au cours d'une infection grave, et n'est qu'une trouvaille d'autopsie.

De pareils faits ont été publiés par Tatschek, Gendron, Dalché et Lenté. Mais la démonstration même du streptocoque au niveau de la lésion restait encore à faire, l'observation de Denucé, à laquelle Lion fait allusion, se rapportant à une infection puerpérale et non à un érysipèle. Nous avons pu, pendant notre année d'internat chez M. Jaccoud, observer deux faits de ce genre, dans lesquels l'examen bactériologique a démontré la présence du streptocoque érysipélateux au niveau des lésions endocarditiques. M. Jaccoud a consacré une de ses leçons cliniques à l'étude de l'un de ces cas.

Myocardite érysipélateuse. — Le myocarde, le muscle le plus susceptible de l'économie, peut subir dans l'érysipèle, comme dans la plupart des maladies fébriles, les effets de l'adultération du milieu nutritif. La myocardite aiguë est pourtant exceptionnelle, et l'on ne rencontre que rarement le cœur mou, feuille morte, d'apparence graisseuse sur une coupe, altérations qui caractérisent la myocardite symptomatique ou myosite infectieuse, décrite par Hoffmann, Hayem, Zenker. Néanmoins, cette lésion semblait exister dans quelques observations rapportées par Ponfick. Nous en avons observé un cas des plus nets dans un cas d'érysipèle compliqué de péricardite fibrino-purulente, greffée elle-même sur une pleuro-pneumonie érysipélateuse. On trouve alors au microscope les fibres cardiaques présentant des cassures qui indiquent leur friabilité. Le protoplasma est granuleux, les noyaux souvent multiples. La striation a presque complètement disparu, donnant à la fibre un aspect plus homogène pouvant aller à la transparence presque complète en cas de dégénérescence granulo-vitreuse.

Cliniquement, la myocardite, accident presque toujours mortel, se manifeste par une ataxie cardiaque, bientôt suivie d'un affaiblissement du pouls avec tendance syncopale. Aucun signe physique ne permet de l'affirmer, sauf parfois l'apparition de l'embryocardie, et le malade succombe bientôt à la parésie cardiaque.

A quoi doit-on attribuer cette myocardite ? Les troubles vaso-moteurs réflexes, indiqués par Zenker, ne sont qu'une hypothèse sans fondement. L'hyperthermie, à laquelle on a voulu faire jouer le rôle principal, semble également innocente de cette complication. Cette dernière ne semble, en effet, nullement fonction de l'hyperpyrexie et peut se rencontrer dans des cas ayant évolué très rapidement, sans s'accompagner d'une élévation de température considérable. Elle est du reste rare, alors que l'hyperthermie est souvent énorme dans l'érysipèle. Il faut donc incriminer l'altération mésologique et reconnaître comme cause de ce trouble de nutrition l'adultération du milieu dans lequel est plongée la fibre cardiaque. Mais il ne semble pas que l'altération clinique du sang ou même la présence du streptocoque dans les capillaires sanguins soient suffisantes pour produire le cœur feuille morte. Nous avons, en effet, observé un cas dans lequel les vaisseaux sanguins renfermaient de véritables cylindres de microbes sans éveiller grande réaction inflammatoire ou dégénérative dans les fibres cardiaques environnantes.

Il faut, pensons-nous, la présence du streptocoque dans les interstices conjonctifs du muscle pour déterminer cette lésion. Nous n'avons ni ne connaissons d'observation directe ayant trait à l'érysipèle. Mais, dans d'autres infections où nous avons constaté cette altération, le muscle cardiaque était en entier envahi par le microbe pathogène. Du reste, dans le cas que nous avons macroscopiquement étudié, la myocardite était liée à une péricardite intense, et l'on peut admettre sans crainte que le muscle s'était infecté directement par le tissu sous-péricardique.

Quant aux altérations musculaires, qui peuvent dériver de la longueur et de l'intensité de l'intoxication par les produits érysipélateux, altérations analogues à celles décrites par Charrin à la suite d'injections des produits solubles du bacille pyocyanique, elles sont, en général, peu marquées. Dans un cas de ce genre où la malade, à la suite de ses érysipèles, présentait des altérations marquées du foie et du rein, on ne constatait qu'une légère atrophie pigmentaire de la fibre cardiaque.

CHAPITRE XIX

ALTÉRATIONS DES VAISSEAUX SANGUINS DANS L'ÉRYSIPÈLE

Si les altérations du cœur sont relativement fréquentes dans l'érysipèle, celles des gros vaisseaux sont exceptionnelles, et les documents cliniques ou anatomo-pathologiques sur lesquels on pourrait se baser pour étudier leur histoire sont rares ou peu probants.

Lésions des artères. — En effet, Ponfick a signalé comme presque constante une altération des grosses artères, et principalement de l'aorte et de l'hexagone de Willis, altération qu'il rapporte à l'adultération sanguine. Cette lésion serait une endartérite, caractérisée par la dégénérescence et la chute de l'endothélium vasculaire, et l'infiltration leucocytaire de la tunique interne. Nous avons vainement recherché cette artérite dans plusieurs cas. Son anatomie pathologique la rapprocherait du reste beaucoup de l'artérite typhique. Or, nous ne connaissons aucune observation d'anévrysme consécutif à l'érysipèle qui, par cette altération vasculaire, devrait y prédisposer au même titre que la fièvre typhoïde.

Mieux démontrée nous semble l'existence de l'artérite embolique, consécutive à l'endocardite ulcéreuse.

Tutscheck rapporte un cas dans lequel une grosse embolie coccifère obturait l'aorte abdominale. Néanmoins, cette lésion intéresse plus fréquemment les artères de petit calibre. Nous l'avons rencontrée au niveau des petites artères rénales, donnant lieu à de petits infarctus. Au niveau du bouchon streptococcique, les parois artérielles sont le siège d'une légère migration leucocytaire, moins marquée néanmoins que l'on ne serait tenté de le croire *a priori*.

Dans les cas d'érysipèle phlegmoneux, les vaisseaux sanguins de petit volume qui traversent le tissu malade sont le siège d'une artérite débutant par la tunique externe et aboutissant à la thrombose par suite de la coagulation intravasculaire de la fibrine. Cette coagulation nous a semblé due, dans les cas que nous avons microscopiquement étudiés, à la diffusion de la matière chromophile dont nous avons signalé l'existence à propos de l'érysipèle phlegmoneux. Elle a pour résultat d'empêcher les hémorrhagies après l'ouverture de l'abcès. Dans les vastes décollements dont nous avons parlé, on ne trouve, en effet, aucune bride vasculaire perméable entre les deux parois.

Les cas d'ulcération de gros vaisseaux artériels sont, en effet, absolument exceptionnels. Nous n'en connaissons qu'un, et encore est-il peu probant, croyonsnous. Il a été rapporté par de Gastel et concerne un homme ayant présenté un érysipèle phlegmoneux du bras à la suite d'un érysipèle de la face. Cet abcès ayant été ouvert et drainé, il se produisit brusquement, quelques jours après, une hémorrhagie artérielle qui amena rapidement la mort et fut reconnue, à l'autopsie, comme due à une ulcération de l'humérale. Mais il fut constaté aussi que cette ulcération siégeait juste au niveau du tube de drainage et les lésions histologiques étaient limitées à ce point, malgré l'étendue de la dénudation artérielle. Il semble donc bien qu'il y ait eu là un processus traumatique, dont le rôle dans la pathogénie de l'ulcération a été considérable.

Lésions des veines. — Par une réaction un peu trop absolue, après avoir fait jouer un rôle prépondérant aux lésions veineuses dans la pathogénie de l'érysipèle, on ne fait nullement mention de ces altérations, très rares il est vrai, dans les travaux les plus récents.

La phlébite peut, dans certains cas, se produire par l'extension de l'inflammation des petites veines au niveau de la plaque érysipélateuse, surtout si celle-ci présente des tendances phlegmoneuses. M. Hayem a rapporté une observation de phlébite des sinus à la suite d'un érysipèle de la face.

Les phlébites par infection sanguine sont, au contraire, beaucoup plus rares que l'on ne pourrait le croire, depuis que les dernières recherches, et surtout les travaux de Widal et de Vaquez ont fait du streptocoque l'agent le plus fréquent de la phlébite puerpérale ou cachectique.

M. Troisier, dans sa thèse d'agrégation, cite l'érysipèle parmi les maladies infectieuses pouvant s'accompagner de *phlegmatia alba dolens*, mais il n'en rapporte aucune observation. Aussi croyons-nous que les deux faits que nous avons rapportés dans notre thèse sont les premiers et les seuls démontrant cette filiation.

Dans ces deux cas, la *phlegmatia* qui intéressait les membres inférieurs était consécutive à un érysipèle de la face, de forme très grave, mais néanmoins terminé par la guérison. La phlébite a toujours procédé par poussées successives, intéressant chaque fois un nouveau segment veineux et coïncidant avec une élévation thermique, d'une durée de vingt-quatre à quarante-huit heures. Ces accès étaient séparés les uns des autres par des périodes apyrétiques régulières de sept ou huit jours. Nous avons constaté de semblables intermittences dans deux cas de *phlegmatia* puerpérale double et dans les différentes courbes publiées par les auteurs et ayant trait à cette affection. On peut se demander s'il ne faut pas voir un rapport entre la régularité de l'apparition de ces poussées phlébitiques et fébriles et l'évolution vitale dans le milieu sanguin du streptocoque qui semble présenter des réveils réguliers de virulence.

CHAPITRE XX

ALTÉRATION DU FOIE DANS L'ÉRYSIPÈLE

A un plus haut degré que les autres parenchymes,
le foie des érysipélateux présente deux ordres de
lésions bien distinctes et qui doivent être étudiées
séparément. Les unes sont liées à la présence dans
le sang des produits de fermentation cellulaire ayant
pris naissance au niveau de la plaque érysipélateuse
et sont dues à l'action de ces produits sur la cellule
hépatique. Il y a là une véritable action toxique portant sur la masse du foie. Les lésions de cet ordre
seront donc diffuses et d'autant plus marquées que
la maladie aura été plus intense et plus longue.

Les secondes, au contraire, sont bien localisées et
dues à la pénétration des bactéries dans le sang et à
leur arrêt dans un capillaire hépatique. Dans les cas
où l'érysipèle se termine par infection purulente,
cette présence du streptocoque a pour résultat la
formation d'un abcès métastatique. Dans les autres,
la réaction hépatique est variable, ainsi que nous le
verrons plus loin.

La lésion diffuse toxique est celle que l'on rencontre le plus fréquemment au cours des diverses
intoxications, c'est-à-dire la dégénérescence granulo-
graisseuse de la cellule hépatique. Cette lésion n'est

fortement accusée que dans les cas d'érysipèle de longue durée, et M. Pozzi en a rapporté un cas remarquable. Macroscopiquement, le foie présente son volume normal, sa consistance est diminuée et la coupe présente la coloration jaune-soufre caractéristique du foie gras. Le parenchyme est presque complètement vide de sang et par le raclage on obtient facilement un suc huileux laissant sur le papier une tache graisseuse.

Mais ces cas extrêmes sont rares. Dans les cas où le dénouement fatal a été très rapide, on constate à peine un peu de tuméfaction trouble des cellules hépatiques, qui sont légèrement augmentées de volume et présentent dans leur intérieur des granulations qui disparaissent sous l'action de l'acide acétique. Les noyaux sont souvent au nombre de deux ou trois et l'arrangement trabéculaire paraît moins régulier qu'à l'état normal.

Dans les cas plus accentués, apparaît autour des espaces portes une zone de dégénérescence graisseuse, qui s'agrandit, s'anastomose avec des zones semblables des lobules voisins, laissant entre elles des îlots de parenchyme sain, présentant en leur centre la coupe de la veine sus-hépatique. L'aspect du foie à un faible grossissement est celui que Sabourin a décrit sous le nom de foie interverti. Si la lésion continue à progresser, une nouvelle zone de dégénérescence graisseuse, beaucoup moins accentuée, apparaît autour de la veine sus-hépatique et, s'agrandissant excentriquement, diminue de plus en plus l'étendue du tissu sain, qui forme autour d'elle une couronne de plus en plus mince. La limite extrême de cette progression est la dégénérescence graisseuse totale. On ne peut qu'émettre des hypothèses sur les causes qui déterminent la formation de ces deux foyers. Dans un cas où nous avons pu observer très nettement la lésion à ses différents stades, l'érysipèle semblait bien être la seule cause, directe ou indirecte, de l'altération hépatique, la malade ne présentant aucun antécédent pathologique, ni alcoolique.

Dans les infections généralisées, au contraire, lorsque le streptocoque agit directement sur le foie, l'aspect macroscopique et microscopique est absolument différent. L'organe est un peu augmenté de volume, très mou, de couleur terne un peu grisâtre. Il est extrêmement friable et l'on peut difficilement en obtenir une section nette. La coupe présente des bigarrures irrégulières, dues à la présence de zones anémiques et de points congestionnés et presque ecchymotiques. Il est facile de reconnaître là les caractères du foie infectieux, tels qu'on les rencontre au plus haut point dans l'infection puerpérale et la septicémie chirurgicale.

Au microscope, on constate la présence d'ilots streptococciques disséminés sans ordre dans le parenchyme hépatique, mais siégeant principalement dans les capillaires sanguins voisins de la veine efférente. On en rencontre parfois sur la coupe des gros troncs sus-hépatiques, jamais, au contraire, dans les grosses ramifications portes. Il est donc probable que l'apport de l'agent infectieux a plutôt lieu par l'artère hépatique que par la veine porte.

Autour de ces amas microbiens se produit une sorte de liquéfaction des cellules hépatiques, dont le noyau devient libre dans certains cas et dont le protoplasma ne semble plus colorable par les réactifs. Cette dégénérescence a été décrite sous le·nom de dégénérescence nécrotique et ne s'accompagne d'aucune réaction inflammatoire, se manifestant soit par une prolifération cellulaire, soit par une migration leucocytaire. Cette lésion nous a semblé être due, dans certains cas, à une altération *post mortem*, liée à la prolifération sur place du streptocoque dans les capillaires hépatiques. On sait, en effet, qu'à l'abri de l'air le streptocoque a le pouvoir de liquéfier l'albumine. Nous avons pu même la reproduire expérimentalement en comparant les coupes d'un même foie de lapin dont des fragments fixés au moment où l'animal était sacrifié ne présentaient aucune lésion et dans lesquels on rencontrait cette altération après un séjour de vingt-quatre heures à l'étuve.

Sur des coupes d'organes d'animal fixés immédiatement après la mort, on peut reconnaître que jamais les microbes ne pénètrent les cellules hépatiques. On les trouve, au contraire, en grand nombre dans les cellules étoilées à noyau allongé, qui, accolées aux travées hépatiques, figurent à ce niveau l'endothélium vascillaire. Ces cellules en sont parfois complètement bourrées, au point que l'on n'aperçoit plus leur noyau.

Parfois, l'aspect est complètement différent; on rencontre, dans l'intérieur ou à la surface du parenchyme hépatique, un ou plusieurs nodules blanchâtres, de consistance ferme, nettement séparés du parenchyme ambiant. Sur une coupe, les vaisseaux sanguins sont remplis de micro-organismes. La réaction leucocytaire fait complètement défaut, mais l'agencement du tissu hépatique est profondément modifié. Les travées sont hypertrophiées, composées de plusieurs rangées de cellules entassées sans ordre. L'aspect radié a disparu et les travées ont plutôt une tendance marquée à se ranger concentriquement. Autour de ces nodules, le tissu ambiant est refoulé et un peu atrophié. En un mot, on constate la lésion décrite par Kelsch et Kiener sous le nom d'évolution nodulaire. Cette altération, consistant essentiellement en une hyperplasie épithéliale localisée, n'a pas encore été signalée comme venant compliquer l'érysipèle, et sa nature infectieuse est encore hypothétique. Elle était pourtant certainement liée à la présence du streptocoque dans un point localisé du foie, dans le cas que nous avons rapporté d'infection streptococcique chez un malade atteint de lymphadénomes multiples.

Notre ami Mosny a bien voulu nous communiquer à ce sujet un cas semblable d'évolution nodulaire relevant directement de l'érysipèle.

Si les accidents hépatiques relevant de l'érysipèle sont intéressants au point de vue anatomo-pathologique, en faisant défiler devant nous les diverses altérations que le streptocoque peut produire sur les parenchymes, leur manifestation clinique est le plus souvent nulle.

Parfois, surtout chez les nouveau-nés, on peut constater une légère teinte sub-ictérique, qui semble être même constante dans certaines épidémies d'érysipèle de l'adulte. Cet ictère, qui est presque toujours l'indice d'un état grave, était connu aux temps hippocratiques et avait été le point de départ de la théorie bilieuse de l'érysipèle. Dans l'état actuel de la science, on ne peut dire s'il est le résultat de l'action directe du streptocoque sur le foie amenant un ictère par polycholie, ou s'il dérive d'une infection biliaire par un microbe intestinal. Nous avons vu, en effet, plus haut l'augmentation de virulence que subit le *bacterium coli commune* dans l'intestin des animaux qui succombent à l'érysipèle et avons rencontré ce microbe en abondance dans la bile, dans deux cas d infection puerpérale à streptocoques, accompagnée d'ictère.

CHAPITRE XXI

Parmi les lésions articulaires que l'on peut observer au cours de l'érysipèle, les unes se rattachent à l'affection locale et s'observent dans les articulations sous-jacentes à la peau malade, les autres résultent de l'adultération sanguine et s'observent à distance.

L'intérêt clinique des premières est très restreint. Le plus souvent, en effet, il ne s'agit là que d'un simple trouble circulatoire, dû soit à l'hyperhémie causée par l'inflammation de la plaque érysipélateuse voisine, soit à la gêne de la circulation en retour par suite des altérations lymphatiques. L'hydarthrose est alors tout à fait comparable à celle qui s'observe parfois au cours de la *phlegmatia alba dolens*. Elle apparaît au cours de la maladie et disparaît le plus souvent avec elle. Si elle persiste, un peu de compression aura vite raison de ce léger accident.

Parfois, néanmoins, ces arthrites sur place sont plus graves. On peut observer la formation d'un exsudat plastique qui peut laisser pendant longtemps de la raideur articulaire et dont la résolution est toujours longue.

Enfin, exceptionnellement toutefois dans cette forme, la lésion peut aboutir à la suppuration. Due sans doute à l'effraction par propagation du streptocoque dans la cavité articulaire, cette arthrite est très grave et aboutit rapidement à la destruction des cartilages et des ligaments. Elle apparaît le plus souvent après la défervescence, au moment de la disparition de l'érysipèle cutané. Elle s'accompagne d'une ascension thermique considérable et de symptômes généraux graves. La douleur articulaire, très vive au début, disparaît bientôt, pour faire place à une sensation gravative et à une impotence fonctionnelle absolue. La tuméfaction est constante et est bientôt suivie de fluctuation. La rougeur est le plus souvent peu marquée.

Outre que cette arthrite peut compromettre la vie du malade, en constituant une perpétuelle menace de septicémie, elle amène presque toujours la perte complète de l'articulation par ankylose. Les cas sont rares où les mouvements ont pu être conservés, et encore cette restitution n'est-elle jamais complète.

Les manifestations articulaires à distance revêtent deux formes bien distinctes par leur pathogénie et leur évolution clinique.

La première forme est liée intimement à l'apport du streptocoque par la circulation sanguine et n'est qu'un accident de l'infection générale. Tantôt, cet accident est isolé, et tantôt, au contraire, il est uni aux autres manifestations viscérales érysipélateuses. Dans les cas les plus graves, les arthrites sont multiples ; leur marche est insidieuse et ne s'accompagne ni de rougeur, ni de douleur très marquée. L'articulation est presque complètement détruite avant que l'attention du malade ait été éveillée. On reconnaît là la marche des arthrites pyohémiques et, en effet, cette forme d'un pronostic presque toujours mortel coïncide souvent avec d'autres abcès métastatiques.

Plus fréquemment, l'arthrite est unique, localisée à une grande articulation, le genou de préférence. La douleur est vive et précoce. Les phénomènes généraux graves : frissons, élévation thermique, état gastrique, délire, doivent faire craindre au médecin l'existence d'une arthrite suppurée. Puis la tuméfaction apparaît, s'accompagnant d'abord d'empâtement, puis de fluctuation. Bientôt on constate des craquements, indices de la dénudation des surfaces osseuses. A partir de ce moment, les lésions sont incapables de régression complète et l'impotence des membres en sera fatalement la conséquence. Parfois, l'étendue des désordres constitue un danger pour le malade et l'amputation s'impose.

Si, par une ponction capillaire, on retire, à un moment proche du début, une petite quantité du liquide distendant l'articulation, on constate qu'il est formé d'une sérosité louche, contenant en suspension de petits grumeaux blanchâtres que le microscope révèle être formés uniquement de micro-organismes. Chimiquement, cette sérosité est alcaline et peut, après acidification, liquéfier une grande quantité de gélatine.

Plus tard, le liquide articulaire est constitué par du vrai pus phlegmoneux, faiblement acide et contenant en abondance des diastases liquéfiantes. Aussi ces collections livrées à elles-mêmes détruisent-elles rapidement la capsule articulaire, et le pus s'échappe en fusées purulentes, décollant les muscles sur une grande étendue ou venant se faire jour à l'extérieur.

Sur des coupes de la synoviale, on ne trouve de micro-organismes que sur la surface interne, dans le pus coagulé à la surface. Les couches les plus voisines

de la cavité articulaire sont infiltrées de cellules polynucléaires, mais on ne trouve pas de micro-organismes à ce niveau.

La seconde forme de manifestations articulaires à
distance se rattache plus directement à l'histoire des
pseudo-rhumatismes infectieux. Décrite par Perroud,
Auger, Boucher, qui lui ont donné le nom d'érysipèle
rhumatismal, elle a été étudiée par Bourcy, Zuelzer,
de Lapersonne, parmi les manifestations pseudo-rhu-
matismales des maladies infectieuses. Elle intéresse
un grand nombre d'articulations, d'une manière rarement symétrique. La douleur est toujours vive et
s'accompagne d'une tuméfaction marquée. L'épanchement est peu abondant. Ces arthrites sont moins fixes
que celle qu'on observe habituellement dans les pseudo-
rhumatismes et passent rapidement et sans cause d'une
articulation à une autre. Plus fréquente dans le premier septénaire qui suit la défervescence de l'érysipèle, leur apparition est souvent annoncée par une
nouvelle ascension thermique. Le plus souvent, le
salicylate de soude en a facilement raison et la *restitutio ad integrum* est rapidement complète.

On n'observe même que très rarement ces raideurs
articulaires qui sont le plus souvent le résultat des
atteintes du pseudo-rhumatisme. Enfin, ce qui les
rapproche encore du rhumatisme vrai, c'est la fréquence
de l'endocardite au cours de l'érysipèle rhumatismal.
Le plus souvent, en effet, la forme légère de l'endocardite érysipélateuse coïncide avec des douleurs
articulaires vagues, parfois même, ainsi que nous en
avons observé deux cas, avec une poussée rhumatismale typique.

La pathogénie de cette forme est encore bien hypothétique et participe un peu de l'obscurité qui règne sur toutes les affections rhumatismales. Maintenant que le rhumatisme articulaire aigu tend à être considéré comme une maladie infectieuse, c'est se renfermer un peu dans la spéculation que vouloir ne voir là qu'un réveil de la diathèse rhumatismale sous le coup d'une affection fébrile. Faut-il considérer ces arthrites comme la manifestation d'une infection secondaire, se produisant au cours de l'érysipèle, ou de la récupération de virulence, sous cette influence, d'un micro-organisme latent? C'est là de l'hypothèse pure.

Il est probable que le rhumatisme érysipélateux relève plus directement de la cause même de l'érysipèle et doit se rattacher à une manifestation nouvelle du streptocoque, soit qu'il agisse directement, ce que l'existence des arthrites suppurées liées à sa présence rend douteux, soit indirectement par une action toxique, exerçant son action soit sur la synoviale elle-même, soit sur le système nerveux.

CHAPITRE XXII

ALTÉRATIONS DES REINS DANS L'ÉRYSIPÉLE

Ainsi que nous l'avons dit à propos de la symptomatologie de l'érysipèle, l'albuminurie est fréquente au cours de l'érysipèle; il serait d'un grand intérêt théorique et pratique de pouvoir bien établir sa pathogénie, qui touche à la question si controversée des néphrites infectieuses.

Dans le premier moment d'enthousiasme, on a pu, après les découvertes bactériologiques, mettre tous les accidents rénaux pouvant apparaître au cours d'une maladie aiguë microbienne sur le compte du passage de l'agent pathogène à travers le filtre rénal; on est même allé plus loin, et certains auteurs ont pu considérer le rein comme un émonctoire physiologique des bactéries ayant pénétré dans les tissus. A ces affirmations, Wyssokovitch apporta un démenti formel, prétendant que jamais les micro-organismes ne franchissent les membranes saines, et que, loin d'être un processus curatif, le passage des microbes à travers le filtre rénal indiquait son altération et constituait une complication regrettable. Berlioz, dans sa thèse, vint confirmer ces conclusions, en ce qui concerne plus spécialement l'érysipèle.

Néanmoins, on continua de voir dans la néphrite

érysipélateuse une action morphologique du streptocoque. Denucé et l'auteur de l'article du dictionnaire
de Dechambre sont absolument exclusifs et n'admettent que cette théorie pathogénique.

Dans ces derniers temps, la nécessité de l'infection
sanguine pour la production des complications rénales
a beaucoup perdu de terrain, du moins en ce qui concerne certaines maladies infectieuses Il est bien certain qu'en montrant le bacille diphthéritique localisé
au niveau de la fausse membrane et sécrétant à
ce niveau une diastase intoxiquant l'organisme,
MM. Roux et Yersin ont porté un coup terrible à l'in-
transigeance de ces doctrines. L'albuminurie, qui est
en effet la règle au cours de la diphthérie, ne peut toujours être attribuée à une infection secondaire. De
même, récemment, les accidents rénaux produits par
les injections de lymphe de Koch ont surabondamment
démontré la trop exquise sensibilité de la glande
humaine vis-à-vis les toxines microbiennes.

La question est donc complexe, et les examens
bactériologiques de l'urine sont trop contradictoires
pour que l'on puisse formuler une règle générale. Ce
qu'il y a de certain, c'est que, dans l'érysipèle, l'infection sanguine n'est pas constante, et que, même en
cas d'albuminurie, on ne trouve pas constamment
des streptocoques dans l'urine. Nous pensons même,
d'après nos observations, que le fait est assez rare, et
nous croyons que, dans des cas d'érysipèle, il se produit une néphrite passagère, sans qu'on puisse invoquer l'infection sanguine. C'est probablement à cette
pathogénie par les produits solubles que M. Cornil
veut faire allusion dans ses leçons de 1889 : « Une
simple inflammation subaiguë, sans migration cellu-

laire ni suppuration, peut se manifester dans les viscères d'un érysipélateux. C'est ainsi que l'on observe parfois dans l'érysipèle une néphrite diffuse avec albuminurie, sans autres accidents concomitants. »

A côté de ces faits, où les recherches bactériologiques sont négatives, il en est de plus rares, où, au cours d'érysipèles graves, le streptocoque passe dans le sang et de là dans l'urine. Nous en avons observé deux cas ; Enriquez en rapporte plusieurs dans sa thèse et attribue aux cellules de Heidenhain une sorte de propriété élective pour l'élimination des micro-organismes. Dans l'érysipèle, comme dans beaucoup de maladies infectieuses, il y a donc deux sortes de néphrites : l'une due au microbe lui-même, l'autre à l'intoxication par ses produits. Ribbert, se plaçant au point de vue des néphrites infectieuses en général, met bien en lumière ces deux espèces de néphrites : l'une, surtout interstitielle, disséminée par îlots circonscrits et due à la présence des micro-organismes; l'autre, diffuse, épithéliale et liée à l'élimination de leurs schénes. Cette division est certainement un peu trop schématique. En effet, les recherches d'Enriquez démontrent que les microbes peuvent également provoquer des lésions épithéliales. Aussi, en fait, doit-on admettre qu'il s'agit le plus habituellement de néphrites diffuses avec prédominance des phénomènes et des congestions, de diapédèse, ou de dégénérescence, suivant la classique division de MM. Cornil et Brault.

La néphrite érysipélateuse peut présenter ces trois variétés. Dans les cas très graves où les streptocoques passent en masse dans la circulation sanguine, la mort est fréquente, ce qui explique que l'on soit mieux renseigné sur l'anatomie pathologique de ces faits que sur celle des cas indéniables où le streptocoque reste localisé au système lymphatique.

Suivant que l'infection se comportera comme une véritable septicémie et enlèvera rapidement le malade, ou que, au contraire, les bactéries déposées dans le rein par le sang auront le temps de proliférer sur place et de provoquer autour d'elles une réaction cellulaire aboutissant à la production d'un petit abcès pyohémique, les lésions rénales rentreront dans la première ou la deuxième catégorie de Cornil et Brault.

En cas de septicémie streptococcique, consécutive à l'érysipèle, les reins sont rouges, augmentés de volume, présentant çà et là de petites ecchymoses. Les étoiles de Vereheyen sont dilatées, les pyramides congestionnées, sombres et livides. Nous avons constaté dans deux cas la présence de véritables infarctus hémorrhagiques de forme conique, à base périphérique.

A l'examen microscopique, on trouve les vaisseaux très dilatés, quelquefois même rompus. Au niveau des infarctus, les éléments normaux du rein sont noyés au milieu des globules rouges, et le glomérule lui-même, distendu par le sang, donne lieu à une hémorrhagie intra-capsulaire, qui est sans doute l'origine des globules rouges que l'on rencontre fréquemment dans l'urine au cours des érysipèles très infectieux.

Dans ces cas-là, on peut constater la présence morphologique du streptocoque au niveau de la lésion rénale. Tantôt, on les trouve épars en petit nombre au milieu des globules rouges dans le sang épanché ; tantôt, au contraire, ils forment des amas plus ou

moins volumineux, obstruant la lumière des vaisseaux.
Les petites artérioles ou le bouquet glomérulaire
peuvent être intéressés. Lorsque l'embolie microbienne occupe des vaisseaux efférents d'un certain
calibre, il en résulte des troubles circulatoires, ayant
pour résultat la formation des infarctus que nous
avons signalés. Au sommet du cône, on retrouve facilement sur des coupes le ou les vaisseaux obturés par
les amas microbiens. Lorsque le bouquet glomérulaire
est seul atteint, les troubles circulatoires et réaction-
nels sont peu importants en raison des nombreuses
voies collatérales ouvertes au fluide sanguin.

Dans cet ordre de néphrites, le rôle du microbe
s'exerce principalement sur la circulation sanguine
rénale. Les autres altérations passent un peu au
second plan.

Néanmoins, les cellules épithéliales des tubes con-
tournés sont habituellement tuméfiées, troubles et
leur noyau prend mal les matières colorantes.

Parfois, les glomérules intéressés présentent un peu
de réaction inflammatoire. Les cellules de Bowman
prolifèrent et s'amassent dans la cavité, où elles se
mélangent aux globules rouges et aux leucocytes.

Quant au tissu interstitiel, il est plus ou moins infil-
tré de cellules embryonnaires, suivant la date plus ou
moins ancienne de l'infection.

Ces lésions peuvent être reproduites chez le lapin,
en injectant en assez grande quantité une culture très
virulente dans le système veineux. On produit par ce
moyen une glomérulite très marquée avec des streptocoques dans l'exsudat.

Cliniquement, cette néphrite se traduit soit par une
véritable anurie (nous en avons observé un cas), soit

par les symptômes habituels de la néphrite hémorrhagique. Les urines sont rares, albumineuses, et le dé-
pôt contient des cylindres hyalins et des hématies. On
y rencontre parfois aussi le streptocoque ; mais il s'y
trouve toujours en petite quantité et sa recherche est
fort délicate, étant donnée la fréquence des microbes
en chainettes dans les urines en fermentation, en
dehors même du *micrococcus ureæ*. Le simple examen microscopique expose donc à un trop grand
nombre d'erreurs, et les seules cultures suivies d'inoculation doivent être regardées comme probantes.

A côté de ces cas très graves, il semble qu'il puisse
se produire, au cours de l'érysipèle, une simple néphrite congestive, peut-être relevant simplement de
l'intoxication générale et se traduisant par de l'albuminurie et la présence de quelques cylindres et même
de quelques hématies. Cette complication n'est alors
qu'un épiphénomène et, si l'érysipèle guérit, les symptômes rénaux disparaissent rapidement, ainsi que cela
eut lieu dans deux cas rapportés par Lecorché et
Talamon, et dans plusieurs observations personnelles.

Les micro-organismes arrêtés dans le rein peuvent
devenir le point de départ d'abcès miliaires. Ces faits
sont rares et ne s'observent guère que dans les érysipèles terminés par pyohémie, ainsi qu'on en a
rapporté quelques observations indéniables. Avant
que l'on connaisse les propriétés pyogènes du streptocoque de l'érysipèle, ces complications étaient mises
sur le compte d'une infection secondaire.

Nous en arrivons, enfin, aux néphrites que nous
croyons être les plus fréquentes et qui résultent d'une action vaso-motrice due au passage dans le sang des toxines érysipélateuses, quelle que soit leur origine. Nous

croyons, en effet, que, dans les cas fréquents où l'albuminurie apparaît tout à fait au début de l'érysipèle,
on ne peut admettre un passage en nature des micro-
organismes dans le sang ; malheureusement, on en est
réduit à des hypothèses, en ce qui concerne les lésions
de cette albuminurie du début, qui n'assombrit en aucune façon le pronostic et qui rappelle de tous points
l'albuminurie du début de la scarlatine.

Mais là ne se bornent pas les lésions que peut
engendrer l'érysipèle dans le rein, et, lorsque le processus érysipélateux est très violent ou très prolongé,
l'élimination des produits toxiques amène dans
l'épithélium rénal des lésions intéressant principalement les *tubuli contorti* et superposables, histologiquement et pathologiquement, à certaines néphrites
scarlatineuses ou diphthéritiques. Nous pouvons surtout procéder par analogie entre les lésions viscérales de l'érysipèle et celles des autres infections à
streptocoques, principalement de l'infection puerpérale, car l'intoxication érysipélateuse est rarement
assez massive pour amener la mort sans que d'autres
lésions viennent se superposer et constituer des
causes d'erreur. Dans ces maladies, en effet, on rencontre comme lésion constante, et d'autant plus marquée que la maladie a été plus longue, une altération
épithéliale très avancée, portant d'une manière presque unique sur les tubes du labyrinthe.

Le noyau ne se colore plus par le carmin, ni par
le bleu de méthylène ; le protoplasma est confusément
granuleux et contient quelques globes colloïdes.

Telle est la lésion que peut engendrer l'élimination
des produits streptococciques lorsqu'ils sont intro-
duits en masse dans le sang. Dans l'érysipèle, le cas

est rare; mais, au lieu d'agir comme une intoxication aiguë, l'élimination prolongée de ces produits peut provoquer dans l'épithélium des lésions durables qui évoluent plus tard comme un véritable mal de Bright.

Les reins sont alors gros, blancs, lisses et ne se décortiquent pas facilement. A la coupe, la résistance est augmentée. Les pyramides sont un peu rosées, la substance corticale décolorée. On ne rencontre pas de petits kystes colloïdes; mais, en l'examinant de près, toute cette région semble criblée de petits orifices lui donnant un aspect presque spongieux.

Au microscope, la lésion capitale porte sur les *tubuli contorti*, dont la cavité est distendue et l'épithélium complètement disparu. La coupe de la substance corticale apparaît comme formée d'un tissu aréolaire, dont chaque alvéole, limitée uniquement par du tissu fibreux, est remplie par une substance amorphe, coagulée par l'alcool et se colorant fortement en jaune par le picrocarmin.

Les glomérules sont revenus sur eux-mêmes et sont atrophiés pour la plupart. Le tissu interstitiel est devenu fibreux et forme autour des alvéoles, qui représentent les *tubuli*, et surtout autour de la capsule de Bowman, de longues travées rappelant l'aspect décrit par Albarran sous le nom de sclérose septique du rein.

Nous avons rencontré ces lésions dans deux cas de mal de Bright, reconnaissant certainement pour cause l'érysipèle. L'évolution de la maladie rénale a été absolument classique et les malades sont morts d'urémie l'un trois ans, l'autre six mois après le début de la maladie. Dans cette dernière observation, que nous avons pu suivre en entier, nous n'avons jamais trouvé de microbes dans l'urine et nous n'en avons pas rencontré davantage dans le rein après la mort.

Il semble donc acquis que l'érysipèle peut provoquer une néphrite chronique mortelle, ainsi du reste que l'on en possède un certain nombre d'observations de Lecorché et Talamon, Klippel, Politakès, etc.; et cette néphrite semble pouvoir se produire en dehors de l'intervention directe du streptocoque érysipélateux.

CHAPITRE XXIII

DIAGNOSTIC ET PRONOSTIC DE L'ÉRYSIPÈLE

Lorsqu'un malade se présente au médecin en plein érysipèle, la plupart du temps le diagnostic s'impose de par les caractères que nous avons assignés à la plaque érysipélateuse. Mais dans certains cas néanmoins, surtout au début et au déclin, l'hésitation est permise en présence des erreurs dans lesquelles on peut tomber.

Avant que la plaque érysipélateuse soit suffisamment caractérisée, il est difficile de se prononcer uniquement d'après les symptômes généraux, qui sont ceux de presque toutes les inflammations aiguës. Cependant, l'engorgement douloureux des ganglions, des sensations d'ardeur dans les fosses nasales, parfois l'examen du pharynx ou bien la tuméfaction douloureuse du sac lacrymal d'un côté, pourront, dans un certain nombre de cas, permettre un diagnostic précoce. C'est de l'érysipèle qu'il faudra se méfier si le malade est porteur d'une plaie et si cette dernière, après une tendance à la réunion, se disjoint et devient sèche et douloureuse. Enfin, l'absence de toute manifestation pulmonaire et des différents symptômes d'invasion des fièvres éruptives devra toujours faire penser à la possibilité d'un érysipèle, dont le diagnostic, à cette période, est surtout un diagnostic d'exclusion.

Lorsque la rougeur apparaît, la difficulté n'est pas encore complètement levée, car la plaque érysipélateuse n'est souvent pas caractéristique dès le début. L'angioleucite des troncs et des réseaux a de grandes analogies, non seulement étiologiques, mais encore symptomatiques, avec l'érysipèle.

La première, fréquente surtout aux membres, se présente sous forme de traînées rouges, rubanées, sans saillies notables de la peau. La seconde, qui siège principalement aux doigts et aux orteils, ne présente pas de bourrelet circonférentiel. La dureté est moindre, la rougeur plus vive et la peau ne donne pas au toucher la sensation d'infiltration parenchymateuse que l'on observe dans l'érysipèle.

Du reste, angioleucite et érysipèle sont bien proches parents, et il n'est pas rare de les voir mélangés, compliquant ainsi le diagnostic, qui ne doit être affirmé que lorsque l'on peut nettement constater la présence d'un bourrelet qui fait toujours défaut dans la lymphangite.

Certains érythèmes peuvent en imposer pour un début d'érysipèle. L'érythème *a solare*, le coup de soleil vulgaire, sera facilement reconnu, grâce aux anamnestiques et à l'étendue de la lésion, qui frappe du premier coup toutes les parties devant être intéressées. L'érythème *pernio*, l'engelure, s'il siège aux oreilles ou au bout du nez, simule très bien l'érysipèle au début; mais la présence d'autres engelures aux doigts et aux orteils, leur apparition en hiver chez des individus prédisposés, le caractère spécial de la démangeaison différant de la douleur tensive de l'érysipèle, permettront facilement de ne pas commettre une semblable erreur.

7.

Parfois, fréquemment même, il faut incriminer les topiques placés sur une plaie ou une contusion, qui, en produisant un érythème souvent étendu, font craindre l'érysipèle qu'ils étaient destinés à prévenir. Au premier rang il faut placer l'acide phénique, qui, à la dose de 5 0/0 et même moins, chez les personnes un peu susceptibles, provoque l'apparition d'un érythème très douloureux, qui desquame au bout de cinq ou six jours. Il n'est pas rare d'observer des phlyctènes, ce qui complète la similitude. Néanmoins, il suffit de toucher la peau pour constater qu'elle a conservé sa souplesse et sa finesse, malgré les sensations subjectives opposées du malade. Du reste, la forme de l'érythème qui est celui du topique qui a été placé et le dessine parfois très exactement, l'existence de traînées rouges correspondant à des gouttes ayant coulé à la surface de la peau, indiquent clairement la provenance médicamenteuse.

Nous ferons les mêmes réflexions pour l'érythème qui suit l'application de sublimé et qui, chez certains individus prédisposés, peut être très étendu et dépasser les limites de l'application hydrargyrique. A la face, il faut surtout se défier des érythèmes consécutifs à des fomentations à l'aide de compresses imbibées d'eau sédative ou de teinture d'arnica. Ce dernier érythème, peu connu, simule bien l'érysipèle facial et est important à connaître, étant donné le grand rôle joué par l'arnica dans la médecine de famille.

Il sera toujours facile de reconnaître à ses vésicules purulentes et aux commémoratifs l'éruption due au thapsia ou à l'huile de croton, et propagée à la face par le grattage.

Certaines affections cutanées peuvent, à un examen

superficiel, en imposer pour un érysipèle, tels l'eczéma, l'urticaire, le *pityriasis rubra*, l'érythème noueux ; mais il suffit, en général, de penser à la possibilité de cette erreur pour reconnaître à ses caractères propres chacune de ces maladies.

Il est plus facile de confondre l'érysipèle avec d'autres affections microbiennes, que leur rareté peut faire méconnaître. En premier lieu, nous citerons l'œdème malin des paupières, dû au bacille du charbon, qui peut en imposer pour un érysipèle gangreneux. Mais l'intensité moins grande de la rougeur, la mollesse de l'œdème, le peu de retentissement général au début, bientôt suivi d'un état de prostration voisin du collapsus, devront faire penser à l'infection charbonneuse, qu'il sera toujours facile de déceler par l'examen microbiologique.

L'érysipèle pourra être également confondu avec la morve aiguë, qui se traduit au point de pénétration du microbe, par une réaction inflammatoire rappelant beaucoup la plaque érysipélateuse. Aussi le diagnostic au début sera-t-il souvent hésitant, et, en l'absence de commémoratifs précis, la morve sera-t-elle presque toujours méconnue. Mais plus tard la progression de la fièvre, la vésiculation, puis la purulence de l'éruption, l'apparition du jetage, feront bientôt cesser l'erreur et réformer le diagnostic.

Nous nous contenterons de signaler les fluxions dentaires et les dacryocystites, qui peuvent amener une déformation assez prononcée pour que l'idée d'érysipèle puisse à première vue venir à l'esprit. Mais il suffira de regarder de près la lésion pour faire justice de ce diagnostic prématuré.

Nous avons rejeté à la fin de cette étude diagnostique

les pseudo-érysipèles, dont on a multiplié les espèces comme à plaisir. Sauf le pseudo-érysipèle intermittent, qui constitue une des formes rares de la fièvre pernicieuse, et dans lequel il n'a jamais été fait, à notre connaissance, de recherches bactériologiques, la plupart des autres faux érysipèles ne sont pas autre chose que des érysipèles très atténués, ainsi que nous avons pu le reconnaître dans plusieurs cas par l'isolement de l'agent pathogène. Nous ne croyons donc pas nécessaire de différentier l'érysipèle vrai du pseudo-érysipèle variqueux, ou scrofuleux, qui prennent naissance au niveau de plaies anciennes, dans des tissus déjà altérés, et en général ne s'accompagnent pas d'un retentissement général très marqué. Nous avons signalé, à propos de l'érysipèle à répétition, les érysipèles menstruels et ceux qui apparaissent, spontanément en apparence, dans des tissus atteints d'œdème lymphatique. Ce sont, le plus souvent, de véritables érysipèles dus à un réveil du streptocoque. Néanmoins, il ne faut pas trop généraliser, car on peut se trouver en présence d'érythèmes passagers n'ayant rien de commun avec la maladie qui nous occupe et qu'il sera facile de différentier par un examen attentif.

Pronostic. — Rien de plus variable que l'opinion des auteurs sur la gravité de l'érysipèle. En général, on peut dire que les chirurgiens le redoutent plus que les médecins, et, de fait, l'érysipèle dit chirurgical, rare aujourd'hui, qui éclatait épidémiquement dans les salles de chirurgie, est beaucoup plus souvent mortel que l'érysipèle dit médical, se manifestant habituellement à la face à la suite d'une solution de continuité insignifiante par elle-même. Néanmoins, cette division est purement factice et, si l'on guérit fréquemment de l'érysipèle chirurgical, l'on meurt parfois de l'érysipèle de la face. Dans les considérations pronostiques, on doit considérer deux choses : l'érysipèle en lui-même et le terrain sur lequel il évolue.

Il est hors de doute que l'origine de l'érysipèle est à considérer pour préjuger de sa gravité. Certaines épidémies sont plus meurtrières que d'autres. Il semble que le microbe ait une virulence plus grande, et parfois il peut acquérir cette exaltation en passant par un organisme affaibli qu'il terrasse facilement. Dans cet ordre d'idées, nous avons toujours vu les érysipèles des diabétiques donner par contagion lieu à des formes très sévères. L'érysipèle d'origine puerpérale présente également une gravité exceptionnelle.

C'est ainsi que l'on peut expliquer la plus grande mortalité que l'on observe dans les milieux nosocomiaux (hôpitaux, prisons), où l'encombrement aide à la propagation et où la viciation de l'air, la misère physiologique, etc., rendent plus facile l'exaltation de la virulence microbienne.

L'état antérieur du malade est également de la plus haute importance. Tel individu sera emporté par un érysipèle qui eût à peine incommodé un autre. Aussi, toutes les causes qui peuvent diminuer la résistance organique sont-elles une aggravation dans le pronostic de la maladie.

Nous avons vu que l'érysipèle des nouveau-nés était presque complètement mortel, que celui qui atteignait les cachectiques, les cardiaques, hépatiques, brightiques, amenait presque fatalement la mort et avait, pour cette raison, reçu l'épithète d'érysipèle terminal. L'érysipèle secondaire à une autre maladie aiguë est également plus grave, s'attaquant à un organisme déjà éprouvé ; quelquefois également, sa plus grande gravité est due à une association microbienne entre les parasites de l'érysipèle et ceux de la maladie sur laquelle il se greffe.

En général, sauf les cas d'érysipèle adynamique qui tuent par progression même de la maladie, c'est la possibilité de complications qui rend surtout·l'érysipèle dangereux. Nous avons suffisamment insisté sur le pronostic des lésions pulmonaires, cardiaques, rénales, etc., dues à l'érysipèle pour ne pas avoir à y revenir ici.

Quant aux suites de l'érysipèle, il se peut que, du fait même de la maladie et des lésions produites par son évolution, le malade reste infirme, si les organes de la vue ou de l'ouïe ont été profondément intéressés. Parfois, la destruction des tissus par la gangrène peut laisser des cicatrices étendues et vicieuses, aux paupières surtout.

Loin de conférer l'immunité, l'érysipèle prédispose à de nouvelles attaques ; ces atteintes successives diminuent en général d'intensité en augmentant de nombre. Mais, si ces récidives ne mettent pas directement la vie en danger, il faudra toujours être réservé dans leur pronostic, en supputant la possibilité de l'œdème chronique et de l'éléphantiasis, qui, suivant le siège, peut engendrer une horrible difformité ou même une infirmité réelle.

CHAPITRE XXIV

Le grand nombre de médicaments que l'on a tour
à tour préconisés contre l'érysipèle démontre péremp-
toirement qu'il n'existe aucun remède spécifique
contre cette maladie. Trousseau conseillait l'expecta-
tion absolue et n'intervenait qu'en cas de complications. Nous croyons néanmoins que, si l'on ne peut
prétendre juguler l'érysipèle, on peut au moins sou-
lager le malade en agissant sur les symptômes les
plus pénibles.

La médication étiologique, qui prétend agir directement sur le micro-organisme par l'administration
d'antiseptiques à l'intérieur, n'a donné jusqu'ici que
des résultats illusoires dans le traitement de l'érysipèle. L'agent pathogène, caché dans la profondeur du
tissu conjonctif, semble être, en effet, peu impressionné par les doses que l'on peut, sans accident,
faire pénétrer dans la circulation sanguine. Aussi ne
conseillerons-nous pas d'insister outre mesure sur
l'administration de l'acide phénique, du perchlorure
de fer, de l'acide salicylique, du salol, de l'acide ben-
zoïque, etc. Il vaut mieux, dans ce cas, se borner,
faute de mieux, à la médecine symptomatique.

Au début, on peut combattre l'état gastrique et la constipation, liés à la brusque élévation de température, par un vomitif ou un purgatif légers. Si la fièvre est trop intense, on peut chercher à la combattre par l'antipyrine ou la quinine. Si les forces diminuent rapidement, il faut chercher à les remonter par l'alcool ; dans les formes franchement adynamiques, on devra avoir recours aux excitants diffusibles, tels que l'acétate d'ammoniaque ou même les bains froids.

S'il y a la moindre menace du côté des reins, le régime lacté sera ordonné et continué même quelques jours après la convalescence. On pourra même y joindre une potion au tannin.

Ces différentes indications sont presque complètement remplies par un seul médicament que M. le professeur Jaccoud administre *larga manu* dans l'érysipèle ; nous voulons parler du vin de quinquina, qu'il prescrit à la dose de 250 grammes à 4 ou 500 grammes par jour, depuis le début de la maladie jusqu'à la défervescence. Si le sujet est alcoolique, il y ajoute, pour calmer le délire, de 30 à 80 grammes de cognac et de 15 à 20 gouttes de laudanum par jour.

MM. Laborde et Duquesnel, puis M. Tison ont préconisé l'emploi de l'aconitine cristallisée à la dose de 1 milligramme par jour, par fractions de 1/10 de milligramme. Ce traitement, d'après eux, calmerait considérablement la douleur et diminuerait sensiblement la durée de la maladie. Néanmoins, l'administration de ce médicament, toujours difficile à manier, ne nous semble pas exempt de danger au cours d'une maladie où les fonctions rénales sont souvent atteintes, ce qui peut faire redouter des phénomènes d'accumulation. Aussi ne devra-t-on l'employer dans l'érysipèle qu'avec la plus grande circonspection.

On a beaucoup varié le traitement local de la plaque érysipélateuse et tous les topiques ont été employés dans l'espérance de limiter son extension ou d'agir directement sur l'agent pathogène. Certains chirurgiens même ne se sont pas bornés à chercher à combattre le streptocoque à travers l'épiderme et ont apporté directement dans l'intérieur des tissus des agents antiseptiques, à l'aide d'injections hypodermiques. Cette méthode, non plus que celle des scarifications de la plaque, ne s'est pas répandue dans la pratique courante. L'application de vésicatoires, la cautérisation au fer rouge, sont également tombées en désuétude. Et, du reste, en présence d'un succès incertain, on doit reculer devant le surcroît de douleurs que l'on impose sûrement au malade par l'emploi des topiques doués de propriétés caustiques. Aussi déconseillerons-nous les applications de compresses imbibées d'eau phéniquée au 1/50, les badigeonnages de nitrate d'argent, de teinture d'iode, etc. Nous donnerions, dans ce cas, la préférence au baume à l'essence de térébenthine, les vapeurs de cet agent ayant, d'après nos expériences, une grande action sur le développement du streptocoque. En outre, le mélange de l'essence de térébenthine avec l'huile fait disparaître presque complètement les propriétés rubéfiantes de cette dernière.

De tous ces médicaments locaux, celui qui nous a semblé donner le plus grand nombre de succès est, sans contredit, la pulvérisation d'une solution éthérée de sublimé dans la proportion de 1/100. Cette méthode, préconisée par Talamon et Lovy, a l'immense avantage de calmer la douleur, au lieu de l'exaspérer. Elle semble également diminuer de beaucoup la durée et l'extension de l'érysipèle, et même, dans certains cas, le faire presque complètement avorter.

En dehors de ces méthodes, qui s'adressent directement à la cause de la maladie, on doit toujours chercher à calmer la douleur par des moyens locaux. On peut y réussir de deux manières, que l'on emploie soit isolément, soit conjointement: les émollients et les isolants.

De tout temps, on a employé les fomentations émollientes, eau de sureau, cataplasmes d'amidon, etc., et c'est à elles que l'on est toujours revenu après les insuccès des autres méthodes. Nous n'hésitons pas à les préférer aux applications de compresses d'eau boriquée, qui leur ont été substituées dans un but antiseptique absolument illusoire. Elles peuvent très bien être combinées avec les pulvérisations éthérées de sublimé.

Quant aux méthodes isolantes, nous devons citer au premier rang les corps gras, et principalement la vaseline, boriquée ou non, qui calme très bien les douleurs, surtout si le derme a été presque mis à nu par la rupture de phlyctènes. Le collodion, préconisé comme limitant par action mécanique l'extension de l'érysipèle, n'agit guère que comme isolant et est bien inférieur aux corps gras.

Nous ne discuterons point non plus la valeur des nombreux autres topiques employés dans l'érysipèle; leur énumération serait fastidieuse et inutile, et nous

nous bornerons à résumer en deux mots le traitement qui, d'après nous, s'applique à la majorité des cas d'érysipèle : vin de quinquina et lait à l'intérieur, pulvérisations de solution éthérée de sublimé au 1/100, fomentations émollientes, application de vaseline boriquée, principalement au niveau des phlyctènes.

FIN

TABLE DES MATIÈRES

CHAPITRE VII

CHAPITRE VIII

CHAPITRE IX

CHAPITRE X

CHAPITRE XI

CHAPITRE XII

CHAPITRE XIII

CHAPITRE XIV

CHAPITRE XV

CHAPITRE XVI

CHAPITRE XVII

CHAPITRE XVIII

CHAPITRE XIX

CHAPITRE XX

CHAPITRE XXI

CHAPITRE XXII

CHAPITRE XXIII

CHAPITRE XXIV

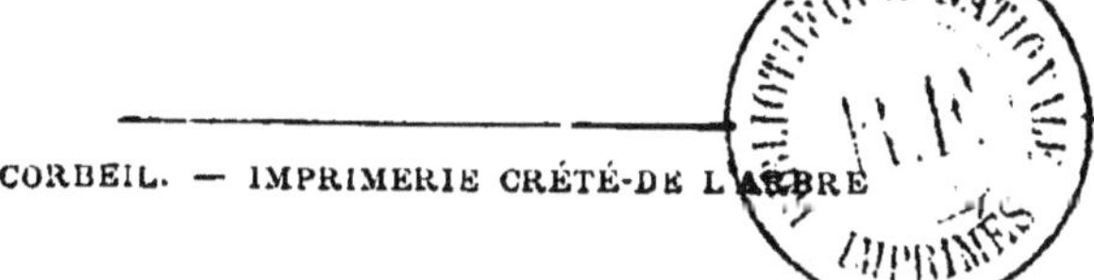

CORBEIL. — IMPRIMERIE CRÉTÉ-DE L'ARBRE